심장력

*본서는 일반적인 건강 정보 제공을 목적으로 하며, 개인의 의학적 진단이나 치료를 대체할 수 없습니다. 심장 관련 증상 발생 시 반드시 의료기관을 방문하시고, 현재 복용 중인 약물이 있다면 의사와 상담 없이 임의로 중단하지 마십시오.

심장력

내 몸을 살리는 가장 강력한 엔진

이승후 지음

아침사과

프롤로그

멈춘 몸을 다시 흐르게 하는 힘, 심장력

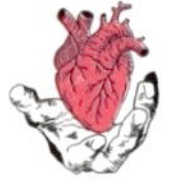

"원장님, 검사는 다 정상이라는데 저는 왜 이렇게 죽을 것 같죠?"

진료실 문을 열고 들어오는 환자분들의 눈빛은 늘 절박합니다. 심전도, 흉부 엑스레이, 혈액검사까지 모든 수치는 '정상'을 가리키지만, 환자는 여전히 가슴이 조여 오고 밤이면 심장이 쿵쿵거려 잠을 설치며 소화가 되지 않아 명치끝이 꽉 막힌 느낌을 호소합니다. 결국 "신경성입니다. 마음을 편하게 가지세요"라는 말을 듣고 정신과 약까지 처방받지만, 몸은 좀처럼 가벼워지지 않습니다.

저 역시 한때는 그렇게 생각했습니다. 검사 기계가 거짓말을 할 리 없으니, 이건 마음의 문제일 거라고요. 하지만 어느 날 진료 중 갑자기 숨이 턱 막히고 가슴이 짓눌리는 듯한 공포가 밀려왔습니다. 머리로는 '별일 아니야'라고 애써 부정했지만, 몸은 분명한 신호를 보내고 있었습니다. 그제야 깨달았습니다. 기계가 모두 설명해주지 못하는 상태가 있다는 것, 그리고 그 중심에 지쳐 있는 심장이 있을 수 있다는 사실을 말입니다.

위장병 의사가 심장을 이야기하는 이유

저는 20년 넘게 위장병을 치료해온 한의사입니다. 만성 위염, 역류성 식도염, 과민성 대장증후군 환자들을 보며 늘 같은 질문에 부딪혀 왔습니다.

"왜 위장약을 먹어도 그때뿐이고, 자꾸 재발할까?"

답은 위장이 아닌 심장에 있었습니다. 위장은 혼자 움직이지 않습니다. 심장이 보내는 혈류와 에너지를 바탕으로 작동합니다. 심장의 펌프 기능이 떨어지면 위장으로 가는 에너지도 줄어들고, 소화 기능은 쉽게 흐트러집니다. 이 상태에서 소화제만 더하는 것은 멈춘 차에 윤활유만 바르는 것과 비슷합니다. 움직이기 위해서는 엔진이 다시 돌아갈 조건이 필요합니다.

치료의 관점을 위장에만 두지 않고 심장의 상태까지 함께 살피기 시작했을 때, 속 더부룩함이 완화되고 불면과 피로가 함께 줄어드는 경우를 종종 보게 되었습니다. 환자들의 표정도 그때부터 달라지기 시작했습니다.

몸은 '반복'과 '루프(Loop)'로 회복된다

현대인의 심장은 왜 이렇게 약해졌을까요? 우리는 몸의 '순환 루프'를 끊어버린 채 살고 있기 때문입니다. 하루 종일 앉아서 일하며 혈류를 막고, 스트레스로 교감신경을 과열시키며, 밤늦도록 깨어 회복 시간을 뺏습니다. 흐르지 않는 물이 썩듯, 순환하지 않는 몸은 병듭니다.

하지만 반대로 말하면, 좋은 루프를 만들기만 하면 몸은 반드시 회복합니다. 이 책에 담긴 철학은 단순합니다.

"몸은 한 번의 이벤트가 아니라, 매일의 반복으로 바뀐다."

거창한 수술이나 비싼 명약이 당신을 구하지 않습니다.

- 매일 아침 마시는 따뜻한 소금물 한 잔

• 엘리베이터 대신 오르는 계단 3층
• 스트레스 받을 때 내쉬는 깊은 호흡 한 번

이 사소하고 지루해 보이는 반복들이 쌓여 심장을 다시 뛰게 하고, 끊어진 몸의 회로를 연결합니다.

이 책이 당신에게 드리는 약속

이 책은 새로운 치료법을 소개하는 의학서가 아닙니다. 당신의 무너진 일상을 다시 세우는 '설계도'입니다.

1. 원인의 재발견: 당신의 소화불량, 불면, 불안이 왜 '심장'에서 비롯되었는지 명쾌하게 밝혀드립니다.
2. 지속 가능한 루틴: 의지력에 기대지 않고, 몸이 저절로 반응하게 만드는 구체적인 실천법을 제시합니다.
3. 스스로 치유하는 힘: 병원에 의존하는 것이 아니라, 내 몸의 신호를 읽고 스스로 관리하는 '심장력'을 길러드립니다.

다시, 심장이 뛴다

30대 회사원 김 씨 역시 오랜 소화 문제를 겪다 공황 증상까지 경험했지만, 심장을 회복시키는 생활습관을 3개월 정도 이어간 뒤 증상이 서서히 완화되었고, 담당 의사와 상의하며 약물 조정을 시도할 수 있었습니다.

"원장님, 몸이 가볍다는 게 이런 느낌이었군요."

이 이야기는 특별한 사람의 사례가 아닙니다. 몸은 누구에게나 회복할 여지를 남겨두고 있습니다. 필요한 것은 그 신호를 읽고, 천천히 시동을 거는 방법일 뿐입니다. 이 책이 당신의 심장이 다시 자기 리듬을 찾는 데 작은 길잡이가 되기를 바랍니다. 매일의 작은 반복이 만드는 회복, 그 여정에 함께하겠습니다.

당신의 심장이 다시 힘차게 뛰기를 응원하며,
한의사 이승후 드림

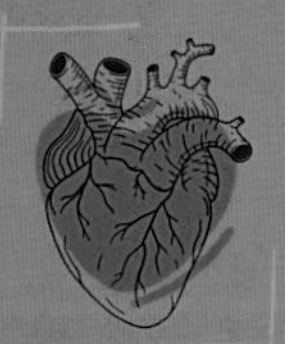

목차

Part 3. 심장이 보내는 SOS 신호

Part 4. 한의학으로 푸는 심장 회복의 열쇠

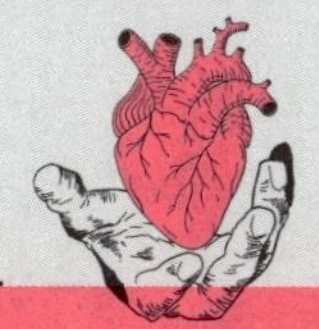

목차

Part 5. 심장력 작동의 시퀀스: 순서의 과학 – 운동이 먼저다

Part 6. 심장을 살리는 음식과 망치는 음식

Part 7. 스트레스 관리와 심장 보호법

Part 8. 심장력을 평생 유지하는 삶의 설계

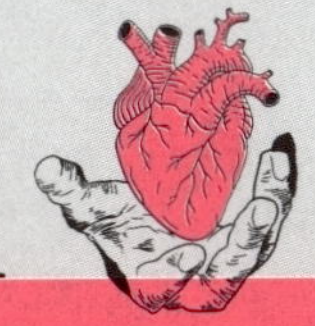

Part 1

심장의 재발견

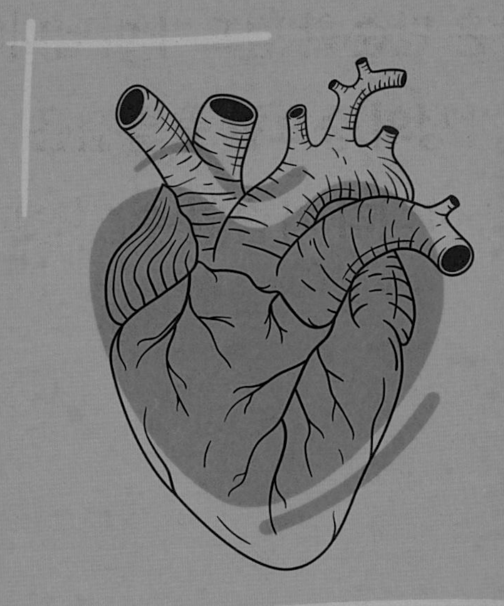

"검사는 정상인데
왜 이렇게 가슴이 답답할까요?"

일반적인 검사 수치만으로는
설명하기 어려운 심장의 영역이 있습니다.
심장은 단순한 펌프가 아닙니다.
감정의 중요한 출발점은
머리가 아니라 가슴일 수 있습니다.

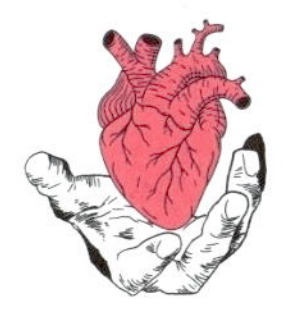

머리보다 가슴이 먼저 안다

원장님, 도대체 왜 이렇게 가슴이 답답할까요?"

진료실 문을 열고 들어오는 환자분들이 가장 자주, 그리고 가장 간절하게 던지는 질문입니다. 30대 회사원 김 씨도 그랬습니다. 그는 대학병원에서 할 수 있는 모든 검사를 다 받았습니다. 심전도, 흉부 엑스레이, 24시간 홀터 검사, 혈액 검사까지… 결과표에 적힌 단어는 오직 하나, '정상'이었습니다.

하지만 김 씨의 고통은 '정상'이 아니었습니다. 가슴을 짓누르는 듯한 답답함은 사라지지 않았고,

밤이면 귀 옆에서 북을 치듯 울리는 심장 소리에 잠을 설쳤습니다.
결국 그가 들은 마지막 처방은 이것이었습니다.

"신경성인 것 같습니다. 정신과 상담을 받아보세요."

사실 저도 예전에는 그렇게 생각했습니다.
검사 수치에 이상이 없다면,
그것은 실체가 없는 '마음의 문제'라고 여겼습니다.
하지만 40대 중반을 넘어서며,
의사인 저에게도 설명할 수 없는 순간이 찾아왔습니다.
진료를 보던 어느 날 오후였습니다.
갑자기 누군가 심장을 꽉 쥐어짜는 듯한 통증이 느껴졌습니다.
숨이 턱 막혀왔습니다.
머리로는 '별일 아냐, 피곤해서 그래'라고 애써 부정했지만,
제 심장은 이미 비명을 지르고 있었습니다.
그 순간 번개처럼 스치는 깨달음이 있었습니다.

'우리는 지금까지 순서를 착각하고 있었다.'

이유 모를 불안, 걷잡을 수 없는 두려움, 가슴의 답답함…
이 모든 증상의 발원지는 머리(뇌)가 아니었습니다.

바로 '심장'이었습니다.

감정은 뇌와 심장이 함께 만든다

사랑하는 사람과 처음 눈이 마주쳤을 때를 떠올려보십시오.
"아, 저 사람은 유전적으로 우수하고 성격이 좋아 보이니
호감을 느껴야겠다"라고
뇌가 차분히 분석한 뒤에 반응하던가요?
아닙니다.
머리가 상황을 파악하기도 전에,
가슴이 먼저 '쿵' 하고 내려앉거나 미친 듯이 뛰기 시작합니다.
이것은 단순한 문학적 비유만은 아닙니다.
신경심장학 연구에 따르면,
심장에는 수만 개의 신경세포와 복잡한 신경망이 존재해
자율적으로 리듬을 조절하고,
정보가 다시 뇌로 전달됩니다.
뇌의 명령만 일방적으로 기다리는 기계 펌프가 아니라,
나름의 정보 처리와 조절 기능을 가진 장기인 셈입니다.
우리는 흔히 뇌가 심장을 지배한다고 생각하지만,
실제로는 뇌와 심장이 양방향으로 소통하며
서로에게 큰 영향을 주는 관계입니다.

심장에서 올라가는 신호는 뇌간과 변연계, 전전두엽 등과 연결되어 우리의 감정, 스트레스 반응, 집중력 등에 중요한 역할을 합니다.
그래서 이렇게 말할 수 있습니다.
우리 몸이라는 주식회사에서
뇌가 최종 의사결정을 내리는 CEO라면,
심장은 그 결정을 좌우하는 핵심 임원이자 보고자에 가깝습니다.
심장이 보내는 리듬과 신호에 따라,
뇌는 "지금은 안전하다" 혹은
"지금은 위험하다"를 판단하고 감정을 해석합니다.

"가슴이 아프다"는 말은 은유가 아니다

우리는 슬플 때 "가슴이 찢어진다"고 하고,
억울할 때 "가슴에 돌덩이가 앉았다"고 말합니다.
단순한 기분 표현처럼 들리지만,
이 말에는 몸의 반응이 함께 담겨 있습니다.
심장은 피만 뿜어내는 펌프가 아니라,
여러 호르몬과 신경전달물질의 영향을 받으며
우리 정서 상태에 민감하게 반응하는 장기입니다.
극심한 스트레스나 충격을 받으면
심장의 리듬과 수축력이 급격히 떨어지기도 합니다.

그 대표적인 예가 '타코츠보 심근증(일명 부러진 심장 증후군)'입니다.
배우자와의 사별이나 큰 정서적 충격 이후
일부 환자의 심장을 촬영해 보면,
좌심실의 끝부분이 일본 문어잡이 항아리(타코츠보)처럼
부풀어 오른 모양을 보이기도 합니다.
관상동맥이 막힌 것이 아닌데도
심장 기능이 급격히 떨어지는 이 현상은,
감정이 심장의 구조와 기능에까지
영향을 줄 수 있음을 보여 줍니다.
우리가 흔히 말하는 '화병' 또한,
이런 심장·순환·자율신경의 변화를 동반하는 경우가 많습니다.
마음의 상처는 종종 몸의 증상,
그중에서도 심장의 증상으로 남습니다.

멘탈 싸움? 아니, 심장 싸움!

요즘 스마트워치를 많이 차시죠?
거기에 뜨는 '심박변이도(HRV)'라는 숫자를 유심히 보신 적 있나요?
이 숫자는 당신의 심장과 자율신경계가
얼마나 유연하고 탄력적으로 반응하는지를 보여주는 성적표입니다.
여러 연구에서,

스트레스 상황에서 비교적 빨리 회복하고 멘탈이 강한 사람들,
즉 심리적 회복력이 높은 사람들일수록
평균적으로 심박변이도가 높은 경향이 있다고 보고합니다.
물론 예외는 있지만,
HRV는 몸과 마음의 회복 탄력성을 가늠하는
중요한 지표 가운데 하나입니다.

심박변이도가 높다는 것은,
우리 몸이 외부 환경에 맞춰 심장 리듬과 자율신경 상태를
세밀하게 조절하고 있다는 증거에 가까운 신호입니다.
마치 숙련된 서퍼가 파도의 높낮이에 맞춰
몸의 중심을 끊임없이 조정하듯,
심장은 상황에 따라 박동 간격을
미세하게 바꾸며 균형을 잡습니다.
이렇게 심장이 리듬을 유연하게 바꾸고 있을 때,
뇌는 "지금 이 시스템은 변화에 잘 적응하고 있다"고
판단하기 쉬워집니다.
그 결과 전두엽이 참여하는 이성적 사고와
감정 조절이 비교적 잘 유지되는 경향이 있습니다.
반대로 심장 박동이 변화 없이 기계처럼
거의 일정한 리듬만 유지된다면,

그것은 우리 몸이 변화에 맞춰 조절할 여유가 부족해지고
자율신경계의 유연성이 떨어졌다는 신호일 수 있습니다.
이때 뇌와 몸은 상황을 더 위협적으로 해석하고,
본능적 · 방어적 반응이 앞서기 쉬운 상태로 기울어질 수 있습니다.

예를 들어 봅시다.
여러분이 갑자기 큰 소리에 놀라
심장이 빠르게 뛰기 시작합니다.
잠시 후 그 상황이 실제 위협이 아니라는 것이 확인되면,
심장 리듬은 다시 서서히 안정되어야 합니다.
그런데 심박변이도가 낮은 사람은 이 회복이 더디고,
불편한 리듬이 오래 이어지는 경우가 많습니다.
이때부터는 머릿속으로 아무리 "침착하자"고 되뇌어도,
몸이 이미 긴장 모드에 고정되어 있기 때문에
훨씬 힘들게 느껴집니다.
결론을 이렇게 바꾸어 말하고 싶습니다.
멘탈이 강한 사람은 단지 의지가 강한 게 아니라,
심장이 유연하게 반응하고 회복할 수 있는 힘을 가진 사람입니다.

2천 년 된 지혜와 현대 의학의 만남

동양 의학의 바이블 《황제내경》에는 이런 구절이 나옵니다.

"심자 군주지관 신명출언(心者 君主之官 神明出焉)"

심장은 군주와 같아서,

사람의 정신과 지혜(신명)가 여기서 나온다는 뜻입니다.

2천 년 전의 의사들은 이미 알고 있었습니다.

심장이 단순히 혈액을 돌리는 기계가 아니라,

우리의 의식과 감정에 깊이 관여한다는 사실을요.

현대 신경심장학이 밝혀낸 심장-뇌 연결의 비밀은,

우리 조상들이 직관과 경험으로 이미 깨달았던 지혜와

놀랍도록 닮아 있습니다.

진료실에서 관찰한 변화

3년간 공황장애 약을 복용해 온

30대 직장인 김 씨의 이야기로 다시 돌아가 보겠습니다.

초기 검사에서 그의 심박변이도는 낮은 상태였고,

몸은 지속적인 긴장 신호를 보내고 있었습니다.

우리는 치료를 늘리기보다,

심장이 다시 움직일 수 있는 환경을 만드는 데 초점을 두었습니다.

한약을 처방하고,

숨이 찰 정도의 가벼운 운동을
생활 속에서 꾸준히 하도록 권했습니다.
3개월 뒤,
심박변이도는 점차 정상 범주에 가까워졌고
불안과 수면 상태도 함께 완화되었습니다.

"몸이 예전보다 덜 버거워요."
그의 말은 변화를 담담하게 보여주었습니다.
우울과 불안은
의지의 문제가 아니라
지친 몸이 먼저 보내는 신호일 수 있습니다.
심장을 다시 움직이게 하는 것,
회복은 그 지점에서 시작됩니다.

오늘의 심장 메모: 가슴의 목소리 듣기

누군가의 말 한마디에 가슴이 철렁하거나
답답했던 순간이 있었나요?
그때 머리로 "참아야지"라고 누르지 마세요.
잠시 하던 일을 멈추고,
왼쪽 가슴에 손을 가만히 얹어보세요.
손바닥으로 전해지는 쿵, 쿵, 쿵…
그 리듬을 느껴보십시오.
지금 심장은 당신에게 무슨 말을 하고 싶어 할까요?
그 작은 울림에 귀 기울이는 1분,
그것이 심장 치유의 첫걸음입니다.

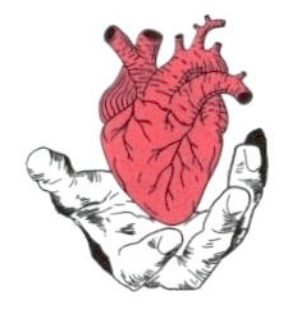

흐르지 않으면 죽는다:
심장과 순환의 비밀

"심장이 어떻게 생겼는지 그려보시겠어요?""

종이와 펜을 드리면 열에 아홉은 예쁜 하트 모양(♥)을 그립니다.

하지만 실제 우리 가슴 속 심장은

투박한 주먹만 한 근육 덩어리입니다.

이 작은 주먹 하나가 하루에 10만 번을 뛰고,

평생 30억 번을 박동하며 온몸으로 생명을 쏘아 보냅니다.

세상에서 가장 성실하고 강력한 엔진,

심장의 구조를 알면 내 몸이 보입니다.

네 개의 방, 완벽한 분업 시스템

심장을 집이라고 상상해 봅시다.

이 집에는 방이 네 개(우심방, 우심실, 좌심방, 좌심실) 있습니다.

왜 굳이 복잡하게 네 개로 나눴을까요?

답은 '효율'과 '청결'입니다.

오른쪽 방들은 온몸을 돌고 온 탁한 피를

폐로 보내 씻어내는 역할을 하고,

왼쪽 방들은 폐에서 맑아진 피를

다시 전신으로 쏘아 보내는 역할을 합니다.

만약 방이 하나였다면 맑은 피와 탁한 피가 뒤섞여,

우리는 산소 부족으로 5분도 버티지 못했을 겁니다.

재미있는 건, 전신으로 피를 쏘는 '좌심실'의 벽이

우심실보다 3배나 두껍다는 점입니다.

머리끝부터 발끝까지 피를 보내려면 엄

청난 압력이 필요하기 때문이죠.

심장은 이렇게 철저하게 기능에 맞춰 설계된

정밀한 건축물입니다.

'쿵-쿵' 소리는 문이 닫히는 소리다

청진기를 대면 들리는 규칙적인 '쿵-쿵' 소리.

심장이 벽을 치는 소리일까요?
아닙니다.
이것은 심장 안의 문, 즉 '판막'이 닫히는 소리입니다.
첫 번째 '쿵'은 피를 받아들이던 문이 닫히는 소리,
두 번째 '쿵'은 피를 내보낸 문이 닫히는 소리입니다.
이 문이 꽉 닫히지 않으면 피가 찔끔찔끔 역류하게 되는데,
이때 들리는 잡음이 바로 심잡음입니다.
단 네 개의 문단속만으로 온몸의 혈류를 통제하는 이 시스템,
경이롭지 않으신가요?

왕관을 쓴 장기, 그리고 두 개의 길

심장은 남들에게 피를 주느라 바쁘지만,
정작 자신도 먹고 살아야 합니다.
심장 근육 자체에 영양을 공급하는 혈관이
심장을 왕관처럼 감싸고 있다고 해서
'관상동맥'이라 부릅니다.
이 왕관이 막히는 순간,
심장 근육은 괴사하기 시작합니다.
이것이 그 무서운 심근경색입니다.

우리 몸의 도로는 크게 두 가지 순환 코스로 나뉩니다.

폐순환(작은 고리): 심장 → 폐 → 심장 (4~5초).

더러운 피를 씻어오는 짧은 코스입니다.

체순환(큰 고리): 심장 → 전신 → 심장 (20초).

산소와 영양이라는 택배를 배달하는 긴 코스입니다.

이 두 개의 수레바퀴가 맞물려 돌아가며,

우리 몸은 단 1초도 멈추지 않고 생명을 이어갑니다.

숨겨진 제3의 길, 림프와 모세혈관

고속도로(동맥/정맥)만 중요한 게 아닙니다.

골목길이 막히면 동네가 마비되듯,

우리 몸에서도 미세한 길들이 중요합니다.

혈관에서 빠져나온 체액을 청소해서 되돌려 보내는 '림프계',

그리고 세포 하나하나에 밥을 먹여주는 '모세혈관'.

이 미세한 길들이 건강해야 진짜 건강한 사람입니다.

손발이 차거나 자꾸 붓는다면,

심장의 펌프질 문제가 아니라

이 골목길들이 막혀 있을 가능성이 큽니다.

심장은 스스로 생각하는 지능형 근육이다

심장을 단순한 펌프로 보지 마세요.

심장은 상황을 판단합니다.

달리기할 때는 빨리 뛰고,

잠잘 때는 천천히 뛰니다.

임신해서 혈액량이 늘어나면 알아서 박동량을 늘립니다.

누가 시키지 않아도

'지금 내 주인이 무엇을 하고 있는지'를 파악하고 리듬을 조절합니다.

규칙적인 운동을 하는 사람의 심장은 더 똑똑해집니다.

평소에는 느긋하게 뛰며 에너지를 아끼다가,

필요할 때 폭발적인 힘을 냅니다.

이를 '스포츠 심장'이라 부르죠.

혈액이 멈추면 왜 죽는가?

마트 수족관의 물고기를 보신 적 있나요?

물이 쉴 새 없이 순환하고 거품이 보글거려야 물고기가 삽니다.

펌프가 멈춰 물이 고이면,

물은 금세 썩고 물고기는 배를 뒤집습니다.

우리 몸도 거대한 수족관입니다.

세포들은 '간질액'이라는 바다에 둥둥 떠서 삽니다.

혈액 순환이 멈춘다는 건,

세포들이 사는 바다가 썩는다는 뜻입니다.

순환을 돕는 방법은 복잡하지 않습니다.

아주 단순합니다.

운동과 수분과 스트레스 관리입니다.

근육을 움직여 혈관을 짜주세요.

운동은 혈관 대청소 시간입니다.

피의 90%는 물입니다.

물이 없으면 피는 끈적해집니다.

스트레스를 받으면 혈관이 수축해 길이 좁아집니다.

이 단순한 원리들이 모여 심장의 힘,

즉 '심장력'을 만듭니다.

오늘의 심장 메모: 1분의 기적으로 만드는 하루

지금 이 글을 읽고 계신 자리에서 잠시 일어나보세요.
거창한 운동이 아니어도 좋습니다.
1분만 제자리걸음을 걷거나 팔다리를 털어주세요.
그 사소한 움직임이 정체되어 있던 혈류량을 2배로 늘리고,
당신의 세포들에게 신선한 산소를 배달합니다.
하루 세 번, 1분의 투자가 당신의 혈관을 뚫어줍니다.

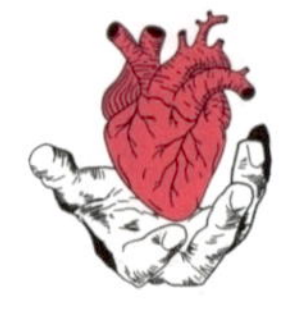

우울과 불면의 진짜 원인: 뇌가 아니라 심장 리듬이다

"선생님, 저는 왜 의지력이 이렇게 약할까요?
남들은 잘 사는데 왜 저만 우울할까요?"

진료실에서 만난 40대 주부의 눈에는 자책이 가득했습니다.
아침에 눈을 뜨는 게 고역이고, 세상 모든 일이 귀찮으며,
'그만 살고 싶다'는 생각이 든다고 했습니다.
저는 조용히 말씀드렸습니다.

"환자분, 이건 마음이 약해서 생긴 병이 아닙니다.
몸이 살려고 보내는 구조 신호입니다."

우울증은 몸의 '절전 모드'다

스마트폰 배터리가 3% 남으면 어떻게 되나요?

화면이 어두워지고,

앱 실행이 느려집니다.

꺼지기 직전에 에너지를 아끼려고 '절전 모드'에 들어가는 거죠.

우울증이 바로 우리 몸의 절전 모드입니다.

심장의 에너지가 바닥나니,

뇌는 생존에 필수적이지 않은 기능들을 차단하기 시작합니다.

'의욕', '기쁨', '호기심' 같은 고차원적인 감정들은 사치니까요.

그래서 우울증 환자는 슬픈 게 아니라,

'무기력'한 것입니다.

이것은 기분의 문제가 아닙니다.

심장이 보내는 혈액량이 줄어들면서,

소화기는 멈추고,

근육은 굳고,

뇌는 멍해지는 '전신 에너지 고갈' 상태입니다.

심장이 보내는 5가지 경고 신호

심장의 힘이 떨어지면 우리 몸은 아주 구체적인 신호를 보냅니다.

혹시 내 이야기는 아닌지 체크해 보세요.

이유 없이 불안하고 잠을 이루지 못합니다.

심장이 리듬을 잃으면 뇌가 불안을 느끼기 때문입니다.

밤이 되어도 심장이 '이완 모드'로 전환되지 않으니

잠들 수가 없습니다.

자다 깨다를 반복하며 밤새 심장은 더 지쳐갑니다.

작은 일에도 욱하거나 서럽습니다.

사람 만나는 게 피곤해서 자꾸 숨게 됩니다.

관계가 단절되니 우울은 더 깊어집니다.

피가 맑지 못하니 피부가 푸석해지고 기미가 낍니다.

멍이 잘 들고, 다크서클이 턱밑까지 내려옵니다.

심장이 피를 발끝까지 쏘아 보낼 힘이 없습니다.

그래서 피가 심장 가까운 상체에만 몰립니다.

얼굴과 가슴은 뜨거워 터질 것 같은데,

손발과 아랫배는 얼음장처럼 차갑습니다.

말초 신경까지 영양분이 가지 않아 손발이 저리고 쥐가 자주 납니다.

공황장애, 지친 심장의 비명

공황장애는 어느 날 갑자기 찾아오는 불청객이 아닙니다.

약해질 대로 약해진 심장이

"나 이제 더는 못 버텨!"라고 지르는 비명입니다.

건강한 심장은 외부 충격을 부드럽게 받아넘깁니다.
하지만 탄력을 잃은 심장은 작은 자극에도
화들짝 놀라 과잉 반응을 합니다.
숨이 막히고 죽을 것 같은 공포는,
심장이 멈출까 봐 두려워하는 몸의 본능적인 반응입니다.
그러니 공황장애는 정신력으로 이겨내는 것이 아니라,
심장을 단련하고 영양을 줘서 달래야 낫는 병입니다.

50대, 심장의 변곡점

특히 50대가 넘어가면 혈관의 탄력이
고무줄처럼 헐거워지거나 딱딱해집니다.
좁아진 길로 피를 보내려니
심장은 더 세게 펌프질을 해야 하고,
그 과정에서 심장 벽이 두꺼워지며 지쳐버립니다.
병원 검사에서는 '정상'이라는데
내 몸이 아픈 이유가 여기 있습니다.
기계적인 수치는 정상일지 몰라도,
심장의 '기능적 체력'은 바닥난 상태인 것이죠.
가슴 한가운데(단중혈)를 눌러보세요.
악 소리가 날 만큼 아프다면,

당신의 심장은 지금 울고 있는 것입니다.

감각을 깨워야 내가 산다

우울을 생각으로 고치려 하지 마세요.

방구석에 앉아 "긍정적으로 생각하자"라고 되뇌는 건

아무 도움이 안 됩니다.

몸을 움직여야 합니다.

햇볕을 쬐며 걷고, 흙냄새를 맡고,

맛있는 음식을 천천히 씹어 드세요.

무뎌진 오감(五感)을 깨울 때,

뇌는 "아, 나는 살아 있구나"라고 인식합니다.

심장이 다시 힘차게 뛰기 시작하면,

지긋지긋한 우울과 불안은 안개 걷히듯 사라집니다.

기억하세요.

멘탈이 무너진 게 아니라, 심장이 지친 것입니다.

회복은 가능합니다.

당신의 심장은 생각보다 강하니까요.

회복은 반드시 온다

"원장님, 이제는… 정말 살아보고 싶어요."

불과 몇 달 전 진료실 의자에 힘없이 기대어

"살아서 뭐 하나 싶어요"라고 말하던 환자분이었습니다.

다시 찾아온 그분의 눈빛은

전혀 다른 사람처럼 빛나고 있었습니다.

기적 같은 변화였지만,

원리는 단순했습니다.

심장의 기능이 회복되자 요동치던 기분이 안정되었고,

꺼져가던 삶의 활력이 다시 타오른 것입니다.

우울해서 몸이 아픈 것이 아닙니다.

몸이 회복되면,

마음을 짓누르던 우울, 불안, 공황 같은

어두운 감정들은 아침 안개처럼 사라집니다.

심장은 단순한 장기가 아니라 '감정의 장기'이기 때문입니다.

심장이 튼튼해지면 마음은 저절로 단단해집니다.

오늘의 심장 메모: 내 마음의 신호등, 단중혈

지금 바로 손을 들어 가슴 정중앙,
양쪽 유두 사이의 움푹 들어간 곳(단중혈)을
손끝으로 꾹 눌러보세요.
혹시 "악!" 소리가 날 만큼 아프거나,
너무 뻐근해서 손을 떼고 싶으신가요?
그 통증은 심장이 그동안 혼자 끙끙 앓으며 부풀어 있었다는 증거이자,
당신이 얼마나 치열하게 버텨왔는지를 보여주는 훈장입니다.
하지만 걱정하지 마세요.
통증을 확인했다는 건,
이제 치유할 곳을 찾았다는 뜻입니다.
심장은 놀라운 회복력을 가진 장기입니다.

Part 2

심장을 약하게 만드는
은밀한 적들

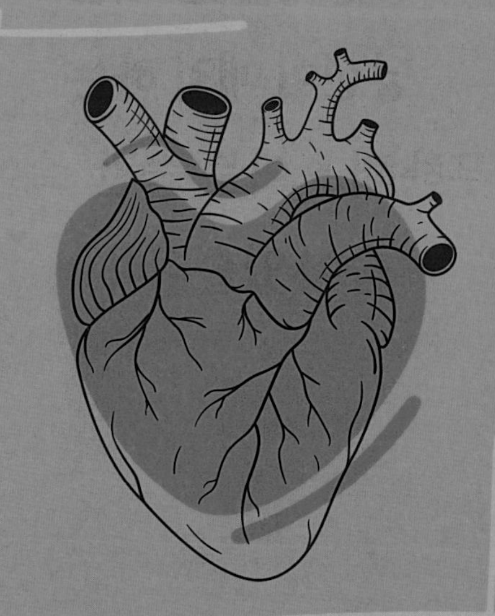

심장이 약해지는 이유는

담배나 술이 아닙니다.

에스컬레이터를 타고, 커피를 마시고,

잠을 줄이는 그 순간마다

심장은 조용히 쪼그라들고 있습니다.

가장 무서운 적은

당신이 매일 하는

'무해해 보이는 습관' 속에

숨어 있습니다.

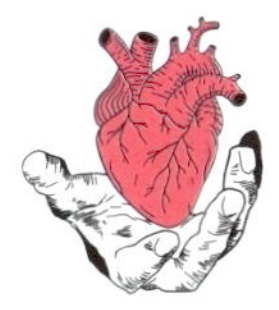

움직이지 않으면 심장은 멈춘다:
중력과의 전쟁

지하철역 입구에 들어서면 가장 먼저 무엇을 찾으시나요?
혹시 무의식적으로 에스컬레이터 줄 뒤에 서거나,
엘리베이터 버튼을 찾고 계시진 않나요?

"에이, 오늘 너무 피곤해서…"
"계단은 무릎 아프잖아."

만약 이런 핑계가 0.1초 만에 튀어나온다면,
당신의 심장은 이미 조용히 퇴화하고 있는 중입니다.

50대 김 씨의 일상은 '편안함' 그 자체였습니다.
3층 사무실도 엘리베이터를 탔고,
집 앞 편의점도 차를 타고 갔습니다.
하지만 그 대가는 혹독했습니다.
어느 날 엘리베이터 점검으로 3층을 걸어 올라갔는데,
회의실에 도착해서도 숨이 진정되지 않아
얼굴이 벌게진 채 헉헉거려야 했습니다.
창피함보다 무서운 건,
'내 심장이 고작 이 정도인가'라는 공포였습니다.
반면, '심장력'을 가진 분들은 다릅니다.
그들에게 계단은 장애물이 아니라 '무료 충전소'입니다.
"오, 계단이네? 심장 한번 돌려볼까?"라며 반가워합니다.

40대 중반, 내가 몸으로 깨달은 진실

의사인 저도 한때는 김 씨와 같았습니다.
"진료하느라 바쁜데 운동할 시간이 어디 있어?",
"나는 원래 정적인 체질이야."라며 운동을 미루고 합리화했습니다.
하지만 40대 중반을 넘기며 몸이 무너지는 것을 느꼈습니다.
그리고 뼈저리게 깨달았습니다.
"우리 몸은 가만히 놔두면 현상 유지가 되는 게 아니라,

허물어지는구나."
노화는 미끄럼틀과 같습니다.
가만히 있으면 아래로 굴러떨어지는 게 자연의 섭리입니다.
이 노화의 기울기를 거스르는 유일한 방법은
내 근육을 움직여 중력에 저항하는 것뿐이었습니다.
어릴 적 저는 내성적이고 소심했습니다.
그게 타고난 성격인 줄 알았습니다.
하지만 의사가 되어보니 알게 되었습니다.
그건 성격이 아니라 '에너지(氣) 부족'이었습니다.
몸의 에너지가 차오르니 마음의 그릇도 커졌습니다.
두려움이 줄고 도전이 쉬워졌습니다.
몸을 움직이자 인생의 태도가 바뀐 것입니다.

30만 년의 유전자 vs 200년의 생활 습관

우리 몸의 설계도는 30만 년 전,
수렵 채집 시절에 완성되었습니다.
우리 조상들은 먹이를 찾기 위해 하루 종일 걷고,
맹수를 피해 전력 질주하고, 나무를 탔습니다.
심장은 그 격렬한 움직임에 맞춰 진화했습니다.
하지만 현대 문명은 고작 200년 만에

우리의 삶을 180도 바꿨습니다.

우리는 '편안함'을 성공의 척도로 여깁니다.

덜 걷는 차, 버튼 하나로 모든 게 해결되는 집,

문 앞까지 오는 배달 음식….

일상에서 움직임을 거세해버린 채, 하루 종일 앉아 있다가

헬스장에 가서 1시간 트레드밀을 걷는 기이한 삶을 삽니다.

자연의 설계(움직임)와 현실의 생활(좌식) 사이의 괴리,

바로 여기에서 모든 현대병이 시작됩니다.

뇌의 달콤한 거짓말

"피곤하니까 좀 쉬어. 눕는 게 최고야."

퇴근 후 소파에 누우면 뇌가 속삭입니다.

뇌는 에너지를 아끼려는 본능(절약 유전자)이 있어서

자꾸만 우리를 눕게 만듭니다.

기아에 시달리던 옛날엔 이 본능이 생존 전략이었지만,

영양 과잉인 지금은 우리를 죽이는 독입니다.

한번 누우면 더 눕고 싶고,

10분만 쉬려던 게 2시간이 됩니다.

이것이 습관이 되면 심장은 "주인이 움직일 생각이 없구나"라고 판단하고

기능을 축소해버립니다.

심장이 쪼그라드는 시간표

당신이 침대와 소파에서 벗어나지 않을 때,
심장은 이렇게 망가집니다.
1~2주가 지나면 "어라, 주인이 안 움직이네?"
심장 근육이 할 일이 없어지고
펌프 기능이 25% 뚝 떨어집니다.
1개월이 되면 근육량이 줄고 최대 산소 섭취량이 10% 감소합니다.
조금만 움직여도 숨이 찹니다.
6개월 후에는 심장은 점점 약해져서,
가만히 있어도 1분당 10~15회 더 빨리 뛰어야만
혈액을 겨우 돌릴 수 있게 됩니다.
과부하가 걸리는 것이죠.
1년이 지나면 심혈관 질환 발병 위험이
운동하는 사람보다 2배 이상 치솟습니다.

약한 심장의 밤은 괴롭다

건강한 심장은 낮에 힘차게 일하고,
밤에는 분당 60회 이하로 천천히 뛰며 휴식합니다.
하지만 약한 심장은 밤에도 쉴 수가 없습니다.

펌프질이 약하니 밤에도 70~80회씩 허겁지겁 뛰어야 피를 돌릴 수 있기 때문입니다.
결국 자면서도 심장은 마라톤을 하는 셈입니다.
자고 일어나도 피곤하고,
자다가 심장이 쿵쿵거려 깨고,
아침에 몸이 붓는 이유가 바로 이것입니다.

당신의 선택이 10년 뒤 심장을 결정한다

현대 사회는 우리에게 끊임없이 속삭입니다.
"편하게 살아."
하지만 계단은 여전히 우리 곁에 있습니다.
선택권은 매일 당신에게 주어집니다.
엘리베이터 버튼을 누를 것인가,
계단 한 층을 밟을 것인가.
오늘 당신이 무심코 오른 계단 한 칸이,
10년 뒤 당신의 심장을 뛰게 할 유일한 보험입니다.

오늘의 심장 메모: 중력을 거스르는 용기

오늘 하루, 눈앞에 계단과 엘리베이터가 있다면
딱 한 번만 계단을 선택해 보십시오.
허벅지에 힘이 들어가고 숨이 약간 차오르는 그 느낌.
그것은 힘든 게 아니라,
당신의 몸속 30만 년 된 야생의 유전자가 깨어나는 신호입니다.
중력을 거스르는 그 작은 용기가 잠든 심장을 깨웁니다.

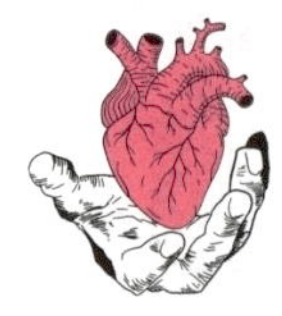

커피, 심장을 속이는 가짜 각성제

출근길 지하철 2호선,
사람들의 손에는 어김없이 커피가 들려 있습니다.
마치 생명수라도 되는 것처럼요.
진료실에서 심장이 약하거나 위장이 망가진 환자분들께
"커피를 끊으셔야 합니다"라고 말하면,
세상이 무너진 듯한 표정으로 애원합니다.
"원장님, 제발 하루 한 잔만요. 디카페인은 안 될까요?
저 이거 없으면 일 못 해요."
하지만 제 대답은 단호합니다.
"아니요. 당분간 완전히 끊으셔야 합니다."

엔진 경고등의 전선을 자르는 행위

우리는 착각합니다.

커피를 마시면 힘이 난다고요.

하지만 커피는 에너지를 생성하는 연료가 아닙니다.

단지 '피로를 느끼지 못하게 마취하는 약'일 뿐입니다.

우리 몸이 지치면 뇌에서 '아데노신'이라는 피로 물질이 나옵니다.

이 물질이 수용체에 달라붙어

"주인님, 엔진 과열입니다. 이제 좀 쉬세요"라는 신호를 보냅니다.

그래서 졸리고 나른해지는 것입니다.

그런데 카페인은 이 아데노신을 밀어내고

자기가 그 자리에 떡하니 앉아버립니다.

뇌는 피로 물질이 와 닿지 않으니,

"어? 나 아직 쌩쌩하네?"라고 착각하게 됩니다.

자동차 계기판에 '엔진 과열' 경고등이 들어왔는데,

정비소에 가는 대신 경고등 전선을 가위로 잘라버리는 것과 똑같습니다.

경고등이 꺼졌다고 엔진이 식은 건 아닙니다.

엔진은 여전히 타들어가고 있습니다.

심장 고갈이라는 낭떠러지

특히 50대가 넘으면 우리 몸의 기(氣)·혈(血)·수(水)가 모두 메마릅니다.

통장의 잔고가 바닥난 상태입니다.
이때 마시는 커피는 '사채'를 쓰는 것과 같습니다.
내일 쓸 에너지, 모레 쓸 에너지를 억지로 끌어와서
오늘 태우는 것입니다.
여러 연구에 따르면,
카페인은 일시적으로 각성을 높여 주지만,
반복적 · 과도한 섭취는 수면과 회복 과정의
자연스러운 리듬을 흐트러뜨릴 수 있습니다.
당장의 피로는 가려지지만, 빚은 이자까지 쳐서 몸에 쌓이고 있습니다.

내성이 생기는 무서운 뇌

커피 중독은 습관이 아니라 뇌의 구조적 변화입니다.
카페인이 자꾸 들어와 피로 신호를 막아버리면,
뇌는 "신호 수신기가 부족한가 보다"라고 판단해서
수용체를 더 만들어냅니다.
어제는 한 잔으로 깼는데,
오늘은 두 잔을 마셔도 몽롱한 이유가 여기 있습니다.
일부 동물 연구에 따르면,
만성 카페인 노출은 내분비계 기능 변화를 유발할 수 있으며,
유전적 요인이 카페인 의존 경향에 영향을 줍니다.

위장이 무너지면 심장도 무너진다

심장과 커피의 관계에서 사람들이 간과하는 것이 바로 '위장'입니다.
30대 초반의 젊은 환자가 "속이 너무 쓰려요"라며 찾아왔습니다.
내시경을 보니 위 점막이 노인처럼 얇아진 '위축성 위염'이었습니다.
원인은 하루 5잔의 커피였습니다.
커피는 위산 분비를 폭발적으로 늘리면서,
동시에 위벽을 보호하는 점액은 말려버립니다.
게다가 식도 괄약근을 느슨하게 만들어 위산 역류를 유발합니다.
위장은 우리 몸의 에너지 보급소입니다.
위가 망가져서 영양분을 제대로 흡수하지 못하면,
맑은 피를 만들 수 없고,
결국 심장에 공급할 에너지원도 끊깁니다.
'커피 섭취 → 위장 손상 → 영양 흡수 불량 → 심장 에너지 고갈'의
악순환이 시작되는 것입니다.

수면, 심장이 쉴 유일한 시간의 파괴

카페인의 반감기는 약 6시간입니다.
오후 2시에 마신 커피의 절반이 밤 8시까지,
4분의 1은 새벽 2시까지 혈액 속에 남아 뇌를 괴롭힙니다.
"전 커피 마셔도 잘 자는데요?"라고 말하는 분들이 있습니다.

뇌파 검사를 해보면 '가짜 잠'입니다.
깊은 수면(델타파) 단계에 들어가지 못하고
얕은 잠만 겉돕니다.
심장은 밤에 깊은 잠을 잘 때만
온전히 휴식하고 세포를 재생합니다.
커피는 심장에게서 이 유일한 휴식 시간마저 빼앗아 갑니다.

가짜 각성제와 이별하십시오

믹스커피나 달달한 라떼는 더 최악입니다.
카페인에 설탕과 첨가물이 더해져 혈당 스파이크를 일으키고
혈관 염증을 만듭니다.
디카페인이라고 안심하지 마세요.
위장을 자극하는 산성 물질은 그대로 남아 있습니다.
기억하십시오.
커피는 피로회복제가 아닙니다.
피로 은폐제입니다.
피곤하다면 커피를 찾지 말고,
차라리 10분간 눈을 감으세요.
당신의 심장이 원하는 건 카페인이 아니라 '휴식'입니다.

오늘의 심장 메모: 커피 의존도 기록하기

오늘 하루, 습관적으로 커피 잔에 손이 갈 때마다
잠시 멈추고 메모장에 적어보세요.
"나는 왜 지금 커피를 마시고 싶을까?"
피곤해서?
입이 심심해서?
남들이 마시니까?
내가 언제, 왜 이 검은 액체에 의존하는지 깨닫는 것.
알아차림, 내 몸의 주도권을 심장에게 되돌려주는 첫걸음입니다.

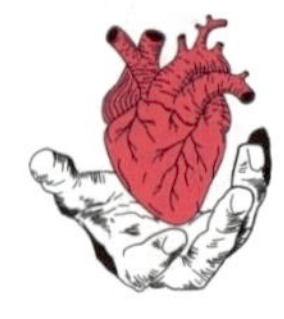

잠을 잃은 밤,
심장은 울고 있다

"원장님, 정말 미치겠어요.

몸은 천근만근 피곤해 죽겠는데, 눈만 감으면 정신이 더 또렷해져요."

50대 여성 환자의 절규에 가까운 하소연입니다.

상식적으로 몸이 피곤하면 잠이 쏟아져야 정상입니다.

그런데 '피곤한데 잠이 안 오는' 이 기막힌 역설.

겪어보지 않은 사람은 모르는 고통입니다.

"밤새 뒤척이다 아침이 오면… 정말 곤죽이 된 기분이에요."

불면은 단순히 '잠을 못 자는 괴로움'에서 끝나지 않습니다.

심장이 회복할 유일한 시간을 잃어버렸다는, 아주 위험한 신호입니다.

불면의 천 가지 얼굴

불면증 환자들의 밤은 저마다 다른 이유로 소란스럽습니다.

"심장 소리가 귀에서 들려요."

베개에 머리를 대면 쿵, 쿵, 쿵…

맥박 소리가 북소리처럼 들려 잠을 쫓습니다.

"다리에 벌레가 기어가는 것 같아요."

다리가 저리고 불편해서 끊임없이 움직여야 하는

'하지불안증후군'입니다.

"생각의 꼬리가 안 끊겨요."

누우면 갑자기 옛날 실수부터, 내일 할 일,

심지어 지구 반대편 전쟁 걱정까지 뇌가 풀가동됩니다.

"등이 뜨거워요."

등에서 불이 나는 것 같아 이불을 덮을 수가 없습니다.

여성들이 흔히 겪는 고통입니다.

원인은 복잡하지 않다: 기(氣)·혈(血)·수(水)의 고갈

증상은 백 가지여도 원인은 단순합니다.

우리 몸을 지탱하는 세 가지 기둥이 무너졌기 때문입니다.

기(氣) 부족은 방전된 배터리와 같습니다.

몸을 움직이는 에너지입니다.

혈(血) 부족은 바닥난 연료와 같습니다.
심장이 세포로 쏘아 보내는 영양분입니다.
수(水, 진액) 부족은 터진 냉각수와 같습니다.
체온을 식히고 몸을 적시는 윤활유입니다.
이 셋 중 하나만 부족해도 밤은 공포가 됩니다.

기(氣)가 부족할 때

꺼지기 직전의 불꽃이 타오릅니다.
기가 허한 사람은 낮에는 종이인형처럼 힘이 없습니다.
그런데 밤이 되면 갑자기 눈이 번쩍 뜨입니다.
왜 그럴까요?
에너지가 너무 없어서 몸이 "이러다 심장이 멈추겠다!"라고 오판하고,
비상 발전기를 돌려 억지로 '각성 상태'를 만들기 때문입니다.
"어? 나 밤 되니까 좀 쌩쌩한데? 올빼미형인가 봐."
착각하지 마십시오.
이건 체력이 좋은 게 아니라,
꺼지기 직전의 촛불이 마지막 심지를 태우는 현상(역설적 각성)입니다.
이때 스마트폰을 보거나 일을 시작하면,
몸은 회복 불능의 상태로 추락합니다.

혈(血)이 부족할 때

심장이 공포에 떨게 됩니다.

혈액이 부족하면 심장은 뇌와 하체에 줄 밥이 없습니다.

뇌에 산소가 부족하니 자꾸 깨고,

하체에 피가 안 가니 다리에 쥐가 납니다.

무엇보다 심장 자체가 불안해집니다.

밤마다 악몽을 꾸시나요?

혈이 부족해 메마른 뇌는 감정을 조절하지 못합니다.

불안, 공포 같은 부정적 감정이

제멋대로 튀어나와 꿈을 지배합니다.

악몽은 "주인님, 저 뇌에 보낼 피가 부족해요!"라는

심장의 SOS입니다.

수(水, 진액)가 부족할 때

라디에이터가 고장난 것입니다.

진액은 몸의 열을 식혀주는 냉각수입니다.

나이 들어 진액이 마르면 체온 조절기가 고장 납니다.

차가운 기운은 아래로 처지고

뜨거운 열기는 위로 치솟는 '상열하한(上熱下寒)'이 발생합니다.

"얼굴은 터질 듯이 뜨거운데 발은 시려요."

이 상태에서는 뇌가 과열되어 뇌파가 날뜁니다.
잠이 올 리가 없습니다.

움직여야 잔다

불면은 에너지를 갉아먹고,
에너지가 없으니 못 움직이고,
안 움직이니 잠이 더 안 오는 악순환의 늪입니다.
이 고리를 끊을 수 있는 유일한 가위는 '운동'입니다.
지금 몸이 부서질 것 같아도 움직여야 합니다.
근육이 붙어야 기(에너지)가 생기고,
순환이 되어야 혈이 돌고,
열이 내려가야 진액이 채워집니다.
거창한 운동이 필요 없습니다.
딱 3개월만, 매일 계단 3층을 올라보십시오.
허벅지가 뻐근해지는 그 느낌이
밤의 단잠을 부르는 주문이 될 것입니다.

✎ 오늘의 심장 메모: 죽으나 사나 계단 3층

오늘, 아무리 피곤해도 딱 눈 감고 계단 3층만 올라가 보십시오.

“아이고 죽겠다”라는 말 대신

“심장아, 밥 먹자”라고 말하며 걸어보세요.

그 작은 한 걸음들이 모여 당신의 밤을 구원합니다.

최고의 수면제는 약국이 아니라 계단 위에 있습니다.

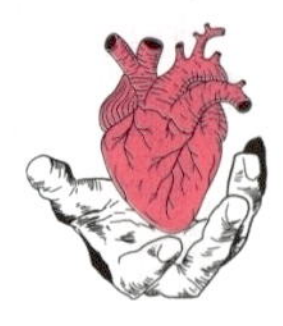

마른 논에 물 대기: 심장이 보내는 가뭄 경보

"원장님, 저는 하루에 물을 2리터나 마셔요.
그런데 왜 입안이 쩍쩍 갈라질까요?"

60대 환자분의 입술은 바싹 말라 있었고,
피부는 종이처럼 거칠었습니다.
물통을 끼고 사는데도 눈이 뻑뻑하고 변비가 심하다고 했습니다.
제가 "심장 문제일 수 있습니다"라고 하자
환자분은 눈을 동그랗게 떴습니다.
"네? 입 마른 거랑 심장이랑 무슨 상관이에요?"

물을 마시는 것 vs 물이 닿는 것

우리는 착각합니다.

물을 꿀꺽 삼키면 내 몸이 촉촉해질 거라고요.

하지만 입으로 들어간 물이 위장을 거쳐 혈관을 타고,

피부 끝 세포 하나하나까지 배달되어야 비로소 '촉촉한 몸'이 됩니다.

이것이 바로 '진액'입니다.

그런데 배달 트럭(심장)이 고장 나고 도로(혈관)가 막혔다면?

아무리 물류센터(위장)에 물을 쏟아부어도,

정작 필요한 가정집(세포)에는 물 한 방울 도착하지 않습니다.

이것이 당신이 물을 마셔도 갈증이 해소되지 않는 이유입니다.

내 심장의 헛발질, 빠른 심박수

병원 검사상 구조적인 문제가 없어도

심장은 지쳐 있을 수 있습니다.

그 대표적인 신호가 '이유 없이 빠른 심박수'입니다.

편안하게 앉아 있을 때 심장은 분당 60~70회 정도로

느긋하게 뛰어야 합니다.

그런데 운동을 한 것도 아닌데 90회, 100회씩 뛰는 분들이 있습니다.

이건 심장이 튼튼해서가 아닙니다.

한 번 짤 때 피를 쭈욱- 밀어내는 힘이 약하니까,

횟수라도 늘려서 때우려고 허겁지겁 뛰는 것입니다.

이를 '빈맥'이라고 합니다.

뇌는 "몸이 건조하다! 빨리 피를 보내!"라고 명령하는데,

심장은 힘이 없으니

"알겠습니다!" 하고 헛발질만 계속하는 꼴입니다.

결과적으로 심장은 과로로 더 빨리 지치고,

몸은 여전히 가뭄 상태로 남습니다.

위장이 하얗게 질려 있다?

심장이 피를 못 보내면 가장 먼저 타격을 입는 곳 중 하나가

'위장'입니다.

내시경을 해보면 건강한 위는 붉은 핑크빛입니다.

하지만 만성 소화불량이나 위축성 위염 환자의 위벽은

창백하다 못해 하얗게 질려 있습니다.

혈액이 공급되지 않으니 위 점막이 말라비틀어진 것입니다.

밭이 말랐는데 곡식이 자랄 리 있나요?

소화액도 안 나오고 위벽 보호 점액도 안 나옵니다.

이 상태에서 물을 마시면 소화가 안 돼서 출렁거리고,

밥을 먹으면 체합니다.

근본 해결책은 소화제가 아니라,

위장에 피를 보내줄 심장의 힘을 키우는 것입니다.

공황장애도 심장의 가뭄에서 온다

최근 7년간 공황장애 약을 드시던 분의 맥박을 재보니
분당 100회가 넘었습니다.
심장이 24시간 전력 질주를 하고 있었던 겁니다.
심장이 이렇게 늘 흥분 상태(교감신경 항진)이니,
작은 자극에도 "어? 비상사태다!" 하고 오작동을 일으켜
공황 발작이 오는 것입니다.
심장이 차분해져야 몸의 가뭄이 해소됩니다.
입이 마르고, 눈이 뻑뻑하고, 가슴이 두근거리십니까?
물을 더 마시는 게 능사가 아닙니다.
물을 '배달'하는 심장을 쉬게 하고, 고쳐야 합니다.
심장이 촉촉해져야 당신의 삶도 윤기를 되찾습니다.

✎ 오늘의 심장 메모: 안정 시 심박수 체크하기

충분히 휴식한 상태에서 손목 맥박을 느껴보세요.

15초 동안 뛴 횟수를 세어 4를 곱하면 분당 심박수입니다.

만약 90을 넘는 날이 계속된다면,

당신의 심장이 평소보다 더 열심히 일하고 있다는 신호일 수 있습니다.

깊은 호흡, 충분한 수분, 그리고 휴식으로 심장에게 여유를 주세요.

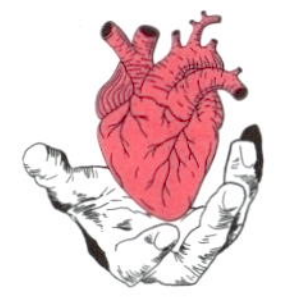

스트레스는 심장을 조이는 보이지 않는 밧줄

"원장님, 저 내일 발표 망할 것 같아요.
가슴이 터질 것 같아서 한숨도 못 잤어요."

한밤에 걸려 온 직장인 김 씨의 목소리는 떨리고 있었습니다.
내일 있을 15분짜리 발표가 그의 심장에는
사자 한 마리가 쫓아오는 공포와 똑같이 입력된 것입니다.
이것이 스트레스가 심장을 파괴하는 방식입니다.
실체가 없는 걱정이 심장의 물리적 박동을 바꿔버립니다.

생존을 위해 심장을 쥐어짜다

30만 년 전, 우리 조상이 초원에서
사자와 마주쳤다고 상상해 봅시다.
뇌는 즉시 비상벨을 울립니다.
아드레날린이 뿜어져 나오고,
심장은 미친 듯이 펌프질하여 근육에 피를 몰아줍니다.
싸우거나 도망치기 위해서입니다.
이때 몸은 '덜 중요한 기능'을 과감히 끕니다.
당장 죽게 생겼는데 소화나 면역, 생식 기능 따위가
무슨 소용이겠습니까?
문제는 심장조차 후순위로 밀린다는 것입니다.
아이러니하게도 심장이 가장 격렬하게 뛰어야 하는 그 순간,
심장 근육 자체로 가는 혈관(관상동맥)은 수축합니다.
"일단 살고 보자"는 급박함 때문에 심장을 쥐어짜는 것입니다.

끝나지 않는 사자와의 동거

원시인의 스트레스는 사자가 사라지면 끝났습니다.
하지만 현대인의 사자는 사라지지 않습니다.
출근하면 마주칠 상사의 얼굴, 매달 날아오는 카드값 청구서,
곤두박질치는 주식 그래프, 아이의 성적표….

이 모든 것이 우리 뇌에는 '사자'로 인식됩니다.
결국 우리 몸은 24시간, 365일 내내 비상사태입니다.
교감신경(액셀러레이터)은 눌려 있는데,
부교감신경(브레이크)은 고장 났습니다.
엔진(심장)은 쉬지 못하고 계속 공회전을 하다가
결국 과열되어 퍼져버립니다.
이것이 자율신경 실조증입니다.

심장이 겪는 '삼중고(三重苦)'

스트레스 상황에서 당신의 심장은 세 가지 고통을 동시에 겪습니다.

첫째는 과로입니다.

혈류 공급은 줄었는데, 주인은 "더 빨리 뛰어!"라고 채찍질합니다.
밥은 안 주고 일만 시키는 악덕 기업과 같습니다.

둘째는 혈관 손상입니다.

높아진 혈압은 혈관 내벽을 망치로 때리듯 손상시킵니다.
혈관은 딱딱해지고 상처가 납니다.

셋째는 회복 불능 상태입니다.

밤이 되면 부교감신경이 나와서 심장을 식혀줘야 하는데,
스트레스 호르몬 때문에 밤새 엔진이 켜져 있습니다.
수리할 시간이 없습니다.

공황장애는 심장의 불균형일 수 있다

많은 공황장애 환자들이 자율신경의 균형이 완전히 깨져 있습니다.
아무 일도 없는 평온한 오후,
갑자기 심장이 "사자다!"라고 오작동을 일으켜 쿵쾅거립니다.
몸이 만성적인 비상사태에 적응해버려,
평화로운 상태를 오히려 어색해하는 지경에 이른 것입니다.

'비상 해제' 버튼을 눌러라

스트레스 자체를 없앨 수는 없습니다.
세상은 내 마음대로 되지 않으니까요.
하지만 내 몸의 반응은 바꿀 수 있습니다.
"이 정도로 긴장할 필요는 없어."
이 말을 주문처럼 뇌에 들려주세요.
그리고 일부러 한 박자 늦게 반응하세요.
상사가 화를 낼 때,
즉시 심장을 뛰게 하는 대신
깊게 숨을 한 번 들이마시는 것.
그 3초의 틈이 뇌에게 "아, 이건 사자가 아니구나"라는
신호를 줍니다.

오늘의 심장 메모: 10분 평온 연습

스트레스가 파도처럼 밀려올 때 딱 10분만 멈추십시오.
눈을 감고 깊게 호흡하며 속으로 되뇌세요.
“지금 당장 죽고 사는 문제가 아니다.
이 정도로 비상벨을 울릴 필요는 없다.”
비상사태를 일상으로 되돌리는 이 작은 독백이
당신의 심장을 구합니다.

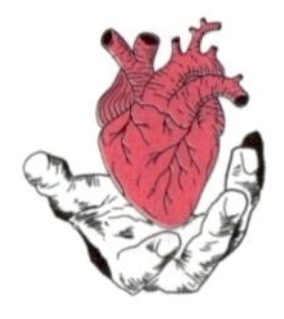

소화가 안 된다면 심장을 의심하라

"원장님, 저는 위가 너무 약해서 뭘 먹어도 얹혀요.
위장약만 한 주먹씩 먹는데 안 나아요."

만성 위염, 역류성 식도염으로 고생하는 환자분들의 차트를 보면
놀라운 공통점이 있습니다.
바로 심장 기능이 떨어져 있다는 것입니다.
저는 단언합니다.
"환자분, 위장이 아니라 심장이 문제입니다."

심장이 위장의 주인이다

환자들은 위장이 약해서 몸 전체가 약해졌다고 생각합니다.

하지만 진실은 반대입니다.

심장이 위장에 미치는 영향이

위장이 심장에 미치는 영향보다 훨씬 큽니다.

위장은 철저하게 '혈액 의존 장기'입니다.

위장이 밥을 소화하려면 엄청난 에너지가 필요합니다.

위벽 근육을 움직이고, 위산을 뿜어내고,

점액을 바르는 모든 과정에 혈액이라는 연료가 필요합니다.

만약 심장의 펌프질이 약해서 위장으로 가는

혈액량이 줄어든다면?

위장의 소화 능력도 그만큼 떨어질 수밖에 없습니다.

아무리 좋은 소화제를 먹어도 연료(혈액)가 부족하니

공장은 돌아가지 않습니다.

하얗게 질린 위장

내시경 화면을 보면 건강한 위는 선홍빛 핏기가 돕니다.

하지만 만성 소화불량 환자의 위는 창백하다 못해 하얀색입니다.

혈액이 공급되지 않아 '빈혈' 상태에 빠진 위장입니다.

혈액이 안 오니 위벽을 보호하는 점액도 말라버립니다.

위 점막은 점점 얇아지고 위축되면서
본래의 재생 능력을 잃어갑니다.
이것이 위축성 위염이고,
더 진행되면 위암의 씨앗이라 불리는 '장상피화생'이 됩니다.
이때 필요한 건 제산제가 아닙니다.
위 점막을 되살릴 혈류,
그 혈류를 보내줄 심장의 힘입니다.

심장과 위장은 서로 영향을 주고받는다

소화가 잘되지 않는 환자를 볼 때
저는 위장만 보지 않습니다.
심장의 상태를 함께 살펴봅니다.
심장이 조금 더 안정적으로 움직이기 시작하면
혈류가 개선되고,
그 변화가 소화 상태로 이어지는 경우도 적지 않습니다.
물론 위장이 약해지면
심장도 함께 부담을 받습니다.
그래서 저는 이 연결을 풀어갈 때
심장의 부담을 먼저 덜어주는 쪽에서 시작해봅니다.

위장은 심장의 조기 경보 시스템

소화가 안 되고, 명치가 답답하고, 가스가 차나요?

그건 단순히 "어제 과식했나?"의 문제가 아닐 수 있습니다.

"지금 심장의 펌프질이 약해져서 여기까지 피가 안 와요!"라는

위장의 구조 신호일 수 있습니다.

특히 평소 잘 체하는데

손발이 차고, 어지럽고, 가슴이 두근거린다면

심장의 힘부터 점검해야 할 신호입니다.

위장약을 찾기 전에 심장을 먼저 살피십시오.

오늘의 심장 메모: 소화의 비밀, 걷기

오늘 식사 후, 소화제를 찾는 대신 딱 10분만 걸어보세요.
발바닥이 땅에 닿을 때마다 심장은 펌프질을 하고,
그 압력으로 신선한 피가 위장으로 밀려 들어갑니다.
'걷기'는 세상에서 가장 강력하고 부작용 없는 천연 소화제입니다.

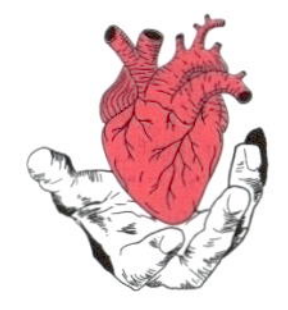

만성 염증, 심장을 갉아먹는 곰팡이

"소염제를 달고 살아요. 끊으면 또 아프니까요."

관절염, 피부염, 비염… 이름은 달라도 본질은 같습니다.

몸속에 불(염증)이 났다는 겁니다.

그런데 왜 불이 안 꺼질까요?

불을 끄는 물(소염제)만 붓고,

불이 나는 원인(쓰레기)은 그대로 두기 때문입니다.

맑은 물이 썩은 물이 될 때

한의학에서는 우리 몸의 체액을 '진액'이라 부릅니다.

건강한 진액은 맑은 시냇물 같습니다.

하지만 우리가 나쁜 음식을 먹고, 스트레스를 받고,

움직이지 않으면 이 맑은 물은 끈적끈적한 가래 같은

'담음(痰飮)'으로 변합니다.

이 썩은 물이 혈관을 타고 돌다가 관절에 끼면

관절염, 피부에 끼면 피부염, 심장에 끼면 심혈관 질환이 됩니다.

이것이 만성 염증의 정체입니다.

내가 먹는 것이 내 피가 된다

우리가 무심코 먹는 가공식품, 튀김, 달콤한 디저트.

이것들은 몸속에서 완전히 연소되지 않고 '대사 찌꺼기'를 남깁니다.

이 찌꺼기들이 혈액을 탁하게 만들고,

면역 세포들은 이 노폐물을 처리하느라 과부하 상태에 빠집니다.

혼란에 빠진 면역계는

때로 자신의 조직까지 공격하기 시작합니다.

이것이 자가면역질환과 만성 염증을 악화시키는 악순환입니다.

소염제는 당장 뜨거운 불길만 잡을 뿐입니다.

타다 남은 쓰레기(담음)를 치우지 않으면

불은 반드시 다시 붙습니다.

몸이 보내는 '청소 요청' 신호

아침에 일어나면 입안이 텁텁하고 침이 끈적합니다.
자고 일어나도 개운하지 않고 몸이 물 먹은 솜처럼 무겁습니다.
손가락 마디가 뻣뻣합니다.
뾰루지가 잘 나고 가스가 찹니다.
이런 증상이 있다면 당신의 몸은 지금 쓰레기장으로
변해가고 있는 중입니다.
심장은 이 끈적한 피를 돌리느라 2배, 3배 더 힘을 쓰고 있습니다.

전략은 단순하다: 맑게 먹고, 태워 없애라

염증을 없애는 법은 복잡하지 않습니다.
몸속에 쓰레기 투입을 중단하세요.
포장지 속에 든 공장 음식(가공식품)을 끊고,
자연의 형태가 보이는 식재료를 드세요.
완전 연소시키세요.
걷기와 운동으로 몸의 온도를 높여 찌꺼기를 태워버리세요.
회복 시간을 주세요.
충분한 수면으로 면역 세포가 청소할 시간을 주세요.
맑은 진액이 흘러야 맑은 피가 되고,
그래야 심장이 편안해집니다.

오늘의 심장 메모: 아침의 침 체크

내일 아침 눈을 뜨자마자 입안의 느낌을 확인해 보세요.
침이 물처럼 맑고 개운한가요,
아니면 끈적하고 불쾌한가요?
그 끈적함이 바로 어제 당신이 먹은 음식과 생활의 성적표입니다.
오늘 하루는 내 몸에 '맑은 재료'만 선물해 보세요.
내일 아침이 달라질 겁니다.

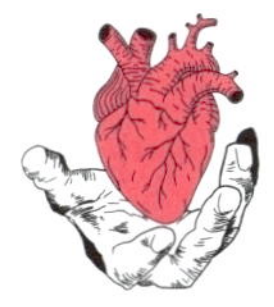

약을 먹는데 왜 심장은 더 약해질까?

"혈압약 먹으니까 혈압은 정상이에요. 근데 왜 자꾸 숨이 차고 어지럽죠?"

많은 분이 숫자의 함정에 빠집니다.

혈압계의 숫자가 120/80이 되면 '치료됐다'고 믿습니다.

하지만 약은 증상을 억누르는 '관리 도구'일 뿐,

망가진 몸을 고쳐주는 '수리 도구'가 아닙니다.

약에만 의존하는 사이,

심장은 조용히 병들어갑니다.

세종대왕도 피하지 못한 병

세종대왕은 조선 최고의 천재였지만,
사료에 기록된 비만·다갈·시력 저하 등으로
당뇨병이 있었을 가능성이 크다고 해석됩니다.
하루 종일 앉아서 책을 읽고(운동 부족), 고기를 즐겼으며(고열량 섭취),
스트레스는 극심했던 것이 주요 원인으로 꼽힙니다.
이것이 많은 현대인의 모습 아닙니까?
입으로는 왕의 식사를 하는데,
몸은 감옥에 갇힌 죄수처럼 움직이지 않습니다.
들어오는 에너지(섭취)는 넘치는데 쓰는 에너지(소모)가 적으니,
남는 당분은 혈관 손상과 염증을 유발해
장기적으로 심혈관 질환 위험을 높입니다.

약의 딜레마

혈압약은 혈압을 낮추기 위해
혈관을 확장시키거나 심장의 부담을 줄여 주는 약입니다.
수치는 안정되지만,
사람에 따라 손발이 차갑거나
기운이 빠지는 부작용을 느낄 수 있습니다.
당뇨약은 혈당을 낮추기 위해

간에서 새로 만드는 포도당을 줄이거나,
인슐린 분비를 늘리거나,
근육 · 지방세포가 포도당을 더 잘 쓰도록
도와주는 방식으로 작용합니다.
그러나 움직임 부족, 근육 사용 저하 같은
근본적인 생활습관 문제를 대신 해결해 주지는 않습니다.
약을 먹으면 검사 수치는 좋아질 수 있지만,
심장과 근육이 여전히 약하고
몸을 쓰는 습관이 바뀌지 않으면
시간이 갈수록
"몸은 점점 더 쉽게 지치고 시드는 느낌"을 받을 수 있습니다.

식후 30분, 골든타임을 잡아라

혈당과 혈압을 잡는 열쇠는
약봉지가 아니라 허벅지에 있습니다.
식사 후 혈당이 올라갈 때,
우리 몸의 포도당 70~80%를 흡수하여 처리하는 곳이
바로 '근육'입니다.
식사하고 바로 눕거나 앉는 건
"내 혈관에 설탕을 들이부어라"고

제사를 지내는 것과 같습니다.

식후 30분 안에 10분만 걸으세요.

사무실 복도라도 좋고, 제자리걸음도 좋습니다.

정 안 되면 3분이라도 괜찮습니다.

그 짧은 움직임이 잠자던 근육을 깨워

핏속의 당분을 빨아들이게 합니다.

이것이 어떤 명약보다 강력한 혈당 강하제입니다.

약을 줄인 사람들의 비밀

약을 끊거나 줄인 환자들에게는 공통점이 있습니다.

심장을 강화했다는 것입니다.

허벅지 근육을 키우고 유산소 운동으로 심장을 뛰게 만들면,

혈관 청소가 저절로 됩니다.

혈관이 깨끗해지면 혈압은 자연스럽게 내려가고,

당화혈색소 수치도 정상으로 돌아옵니다.

약은 급할 때 쓰는 튜브일 뿐입니다.

수영하는 법(생활 습관)을 배우지 않으면

평생 튜브에 매달려 살아야 합니다.

이제 튜브를 놓고,

스스로 심장을 뛰게 하십시오.

오늘의 심장 메모: 식후 걷기, 3분이라도

오늘 점심, 저녁 식사 후
습관적으로 의자에 앉으려던 엉덩이를 일으키세요.
10분이 부담스럽다면 3분이라도 좋습니다.
사무실 복도든, 계단이든, 제자리걸음이든.
이 작은 실천이 평생 약봉지에 매달리지 않을 열쇠입니다.

Part 3

심장이 보내는 SOS 신호

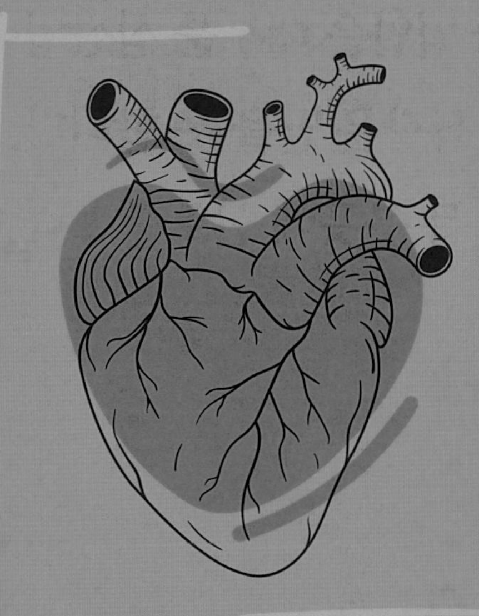

"숨이 차서 밤에 잠을 못 자요."

"다리가 퉁퉁 부어요."

"이유 없이 가슴이 두근거려요."

우리는 폐, 신장, 갑상선을 의심하지만

진짜 범인은 대부분 심장입니다.

심장은 말을 못 합니다.

대신 몸 곳곳에 신호를 보냅니다.

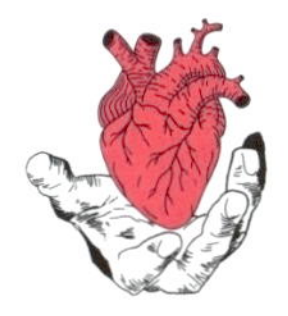

숨이 차고 답답한 밤: 폐가 아니라 심장이다

"원장님, 요즘 숨쉬기가 너무 힘들어요. 폐에 문제가 생긴 걸까요?"

진료실을 찾은 환자분들은 대부분 폐나 기관지 걱정부터 합니다.

하지만 청진기를 대보면 폐 소리는 깨끗합니다.

범인은 다른 곳에 있습니다.

바로 '심장'입니다.

환자들은 이렇게 호소합니다.

"계단 몇 개만 올랐는데 숨이 턱 끝까지 차올라요."

"가만히 있는데도 가슴이 답답해서 자꾸 큰 한숨을 쉬게 돼요."

"누우면 숨이 막혀서 벌떡 일어나 앉아야 해요."

이것은 폐가 나빠서가 아닙니다.

심장이 지쳐서 피를 제대로 뿜어내지 못하고 있다는
명백한 증거입니다.

심장과 폐는 '2인 1조' 팀이다

심장과 폐는 떼려야 뗄 수 없는 파트너입니다.
심장은 온몸을 돌고 온 피를 폐로 보내
이산화탄소를 내보내고 산소를 공급받게 합니다.
그런데 심장 펌프가 약해지면 어떻게 될까요?
폐로 들어간 피가 다시 심장으로 시원하게 빠져나오질 못합니다.
마치 고속도로 톨게이트가 막힌 것처럼,
피가 폐 속에 정체되어 버립니다.
이를 의학 용어로 '폐 울혈'이라고 합니다.
폐에 피가 고여 있으니 공기가 들어갈 공간이 부족해지고,
우리 몸은 살기 위해 본능적으로 숨을 더 가쁘게 몰아쉬게 됩니다.
폐는 억울합니다.
심장이 일을 안 해서 자신이 대신 과로를 하고 있으니까요.

왜 누우면 더 숨이 찰까? (기좌호흡)

이 증상의 가장 무서운 점은 밤에 나타난다는 것입니다.

낮에 서 있거나 앉아 있을 때는 중력 덕분에
피가 다리로 내려가 있어 그나마 숨쉬기가 낫습니다.
하지만 자려고 눕는 순간,
다리에 있던 혈액이
심장과 폐 쪽으로 왈칵 쏠립니다.
약해진 심장은 이 늘어난 혈액량을 감당하지 못합니다.
그래서 환자분들은 밤마다 숨이 막혀 깹니다.
본능적으로 베개를 높게 쌓거나,
아예 앉아서 밤을 지새우기도 합니다.
이것은 불면증이 아닙니다.
심장이 살려달라고 보내는 구조 신호입니다.

한숨은 심장의 심호흡이다

한의학에서는 심장과 폐를 '형제 장기'로 봅니다.
심장의 불(火)과 폐의 바람(氣)이 조화를 이뤄야 숨이 편안합니다.
자꾸 한숨이 나온다면 참지 마세요.
그건 답답한 심장이 스스로 압력을 낮추려는
본능적인 치유 행위입니다.
해결책은 '호흡'에 있습니다.
들이마시는 것보다 '내뱉는 것'에 집중하십시오.

짧게 들이마시고(2초), 길게 후— 하고 내뱉으세요(4초).

숨을 길게 내뱉을 때 부교감신경이 켜지며

심장의 박동이 차분해집니다.

이 호흡이 심장에게 보내는 가장 따뜻한 위로입니다.

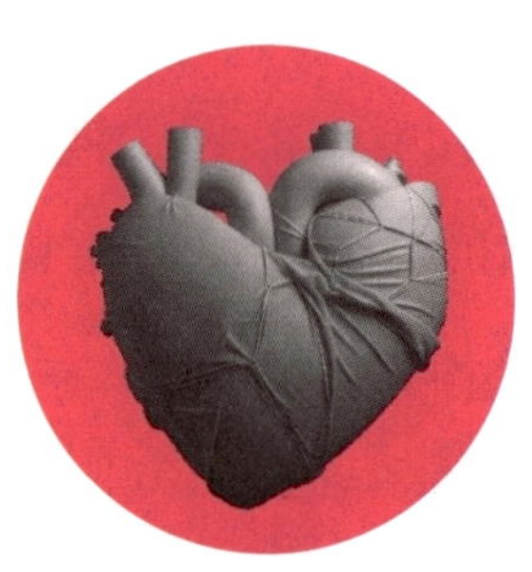

오늘의 심장 메모: 심장을 위한 호흡법

숨이 차오를 때 폐를 탓하지 마십시오.

심장을 떠올리십시오.

산책할 때 발걸음에 맞춰 호흡을 연습해 보세요.

"하나, 둘(흡) / 셋, 넷, 다섯, 여섯(후-)"

길게 내쉬는 숨 하나가 과열된 심장을 식혀줍니다.

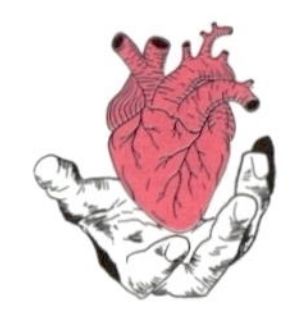

퉁퉁 붓는 다리: 심장은 중력과 싸우는 중

저녁이 되면 구두가 꽉 껴서 들어가지 않나요?
양말을 벗었는데 발목에 선명한 자국이 남아
한참 동안 사라지지 않나요?
이런 증상이 있으면 많은 분이
"신장이 안 좋은가?" 혹은
"물을 너무 많이 마셨나?"라고 생각합니다.
이것은 '심장의 펌프력' 문제입니다.

다리가 붓는 건 물이 많아서가 아니다

심장은 피를 뿜어내는 역할도 하지만,
다시 빨아들이는 역할도 해야 합니다.
특히 발끝까지 내려간 피를 중력을 거슬러
다시 심장까지 끌어올려야 합니다.
그런데 심장이 약해지면 이 흡입력이 떨어집니다.
올라가야 할 피가 올라가지 못하고 다리에 그대로 고여버립니다.
이것이 부종입니다.
이런 분들이 병원에서 이뇨제를 처방받아먹으면,
잠시 붓기가 빠지는 듯하다가 다시 붓습니다.
왜냐하면, 몸에 물이 너무 많아서가 아니라
'물길을 돌리는 힘'이 없어서 생긴 문제이기 때문입니다.

차가운 손발과 림프의 정체

피가 돌지 않으면 체온도 전달되지 않습니다.
그래서 붓는 사람은 손발이 얼음장처럼 찹니다.
밤마다 다리에 쥐가 나서 비명을 지르며 깨기도 합니다.
더 큰 문제는 '림프'입니다.
우리 몸의 하수구 역할을 하는 림프관도
심장의 박동과 근육의 움직임에 의존해 흐릅니다.

심장이 약하면 림프 순환도 멈춥니다.
노폐물이 빠져나가지 못하니
몸은 물 먹은 솜처럼 무겁고,
면역력은 뚝 떨어집니다.

움직임이 곧 펌프다

심장 혼자 힘으로는 부족합니다.
도와주는 조력자가 필요합니다.
바로 '종아리 근육'입니다.
종아리가 수축하고 이완할 때마다 정맥을 꾹꾹 짜주어
피를 심장으로 쏘아 올립니다.
그래서 종아리를 '제2의 심장'이라고 부르는 것입니다.
누워서 엉덩이를 드는 브리지 운동,
앉아서 발끝을 까딱까딱하는 동작.
이 사소한 움직임들이 심장의 짐을 덜어주는 최고의 지원군입니다.
붓기를 빼고 싶다면 물을 줄이지 말고,
발을 움직이십시오.

오늘의 심장 메모: 중력 거스르기

오늘 저녁, 소파에 누워 TV를 볼 때
다리를 심장보다 높게 올려두세요.
쿠션 위에 발을 올리는 것만으로도 심장은 휴식을 얻습니다.
그리고 발목을 위아래로 10번만 끄덕이세요.
그 작은 펌프질이 꽉 막힌 도로를 뚫어줍니다.

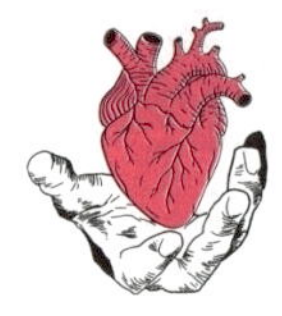

이유 없는 두근거림:
끈적한 피와 지친 엔진

"원장님, 특별한 일도 없는데 가슴이 막 두근거려요."

"불안해서 가만히 있질 못하겠어요."

특히 여름철이나 환절기에 이런 증상을 호소하는 분들이 급증합니다.

심전도를 찍어보면 정상이라고 나옵니다.

환자분들은 답답해합니다.

"나는 분명히 힘든데, 병원에서는 괜찮다니요."

이것은 병이 아니라,

심장이 '리듬의 균형'을 잃었다는 신호입니다.

피가 끈적해지면 심장은 과로한다

심장은 하루 10만 번을 뜁니다.
그런데 혈액의 상태에 따라
심장의 노동 강도가 달라집니다.
맑은 물 같은 피를 돌리는 것과,
끈적한 기름 같은 피를 돌리는 것.
어느 쪽이 힘들까요?
당연히 후자입니다.
여름철에 땀을 많이 흘리거나 수분이 부족해지면
혈액의 점도가 높아져 끈적해집니다.
심장은 이 빽빽한 피를 온몸으로 밀어내기 위해
평소보다 더 세게, 더 자주 뛰어야 합니다.
그래서 가만히 있어도 100미터 달리기한 것처럼 두근거리고,
심하면 엇박자가 나는 부정맥 증상까지 나타납니다.

마음의 병이 아니라 순환의 병이다

이때 감정도 요동칩니다.
심장은 감정을 주관하는 장기이기 때문입니다.
심장이 과부하가 걸리면 뇌는 이를 '불안'으로 해석합니다.
그래서 이유 없이 초조하고,

작은 소리에도 깜짝 놀라고,
걱정이 꼬리를 뭅니다.
정신과 상담을 받기 전에 먼저 확인해보세요.
"내 피가 끈적해진 건 아닐까?"

좋은 땀 vs 나쁜 땀

"땀 흘리면 혈액순환에 좋다면서요?"라고 묻는 분들이 있습니다.
여기서 중요한 구분이 필요합니다.
나쁜 땀이란 더워서 가만히 앉아 흘리는 땀입니다.
근육은 움직이지 않는데 수분만 빠져나갑니다.
혈액은 농축되고 끈적해져 심장에 최악의 부담을 줍니다.
좋은 땀이란 운동해서 흘리는 땀입니다.
심장이 힘차게 박동하고 혈관이 확장되면서
노폐물을 배출합니다.
이건 심장을 훈련시키는 과정입니다.
심장이 불규칙하게 뛴다면 덥다고 가만히 있지 말고,
오히려 해가 진 저녁에 가볍게 걸어서
'능동적인 순환'을 만들어야 합니다.

소금물 한 잔의 기적

맹물만 마시면 흡수가 잘 안 되고 소변으로 다 빠져나갑니다.

미지근한 물에 좋은 소금(천일염이나 용융소금)을 아주 조금 타서 드세요.

전해질 농도가 맞춰지면 물이 혈관 속에 오래 머물며
피를 맑게 희석해 줍니다.
심장의 두근거림이 거짓말처럼
차분해지는 것을 느낄 수 있습니다.
두근거림은 심장이 보내는 가장 강력한 언어입니다.
"나 지금 너무 힘들어, 피 좀 묽게 해 줘!"라는 외침을
외면하지 마십시오.

오늘의 심장 메모: 두근거림은 신호다

가슴이 두근거릴 때 불안해하지 마십시오.

대신 몸을 움직이십시오.

가볍게 팔다리를 흔들며 걷는 순간,

제멋대로 뛰던 심장 박동이 발걸음의 리듬에 맞춰 안정을 찾습니다.

마음이 불안한 게 아니라,

몸이 순환을 원하고 있는 것입니다.

움직이면 리듬은 돌아옵니다.

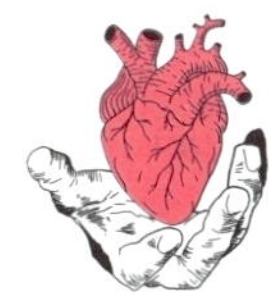

멍한 머리와 어지럼증: 뇌가 보내는 '배고픔'의 신호

"원장님, 가끔 눈앞이 하얘지고 머릿속이 텅 빈 것처럼 멍해요."
"빈혈인가 싶어서 철분제를 먹는데도 소용이 없어요."

병원 검사 수치는 지극히 정상인데,
자꾸 어지럽고 집중이 안 됩니다.
마치 머리 위로 짙은 안개가 낀 것 같습니다.
흔히 '브레인 포그(Brain fog)'라고도 불리는 이 증상,
빈혈이 아니라면 범인은 '뇌혈류 부족'입니다.

뇌는 심장의 VVIP 고객이다

우리 뇌는 몸무게의 2%밖에 안 되지만,
전체 산소와 혈액의 20%를 독점하는
에너지 하마입니다.
그리고 뇌는 심장에서 가장 높은 곳,
즉 옥상에 위치해 있습니다.
중력을 거슬러 옥상까지 물(피)을 쏘아 올리려면
강력한 수압(심장 박동)이 필요합니다.
그런데 심장의 펌프질이 약해지면 어떻게 될까요?
가장 높은 곳에 있는 뇌부터 물 공급이 끊깁니다.
앉았다 일어날 때 눈앞이 핑 도는 '기립성 저혈압'이나,
오후만 되면 머리가 멍해지는 증상은
뇌가 산소를 달라고 아우성치는 소리입니다.
기억력이 떨어지고 건망증이 심해지는 것도,
뇌세포가 굶주려서 활동을 멈추기 때문입니다.

머리가 맑아지려면 심장을 뛰게 하라

한의학에서는 이를 '심장의 힘이 약해
뇌가 영양을 받지 못하는 상태'로 봅니다.
머리가 나빠진 게 아닙니다.

심장이 게을러진 것입니다.

이럴 때 갑자기 벌떡 일어나지 마세요.

뇌가 적응할 시간을 줘야 합니다.

그리고 물을 충분히 드세요.

혈액량이 늘어야 수압도 올라갑니다.

무엇보다 천천히 깊게 숨을 쉬십시오.

심장 박동이 안정되고 혈액 순환이 개선되면

뇌로 가는 혈류도 회복됩니다.

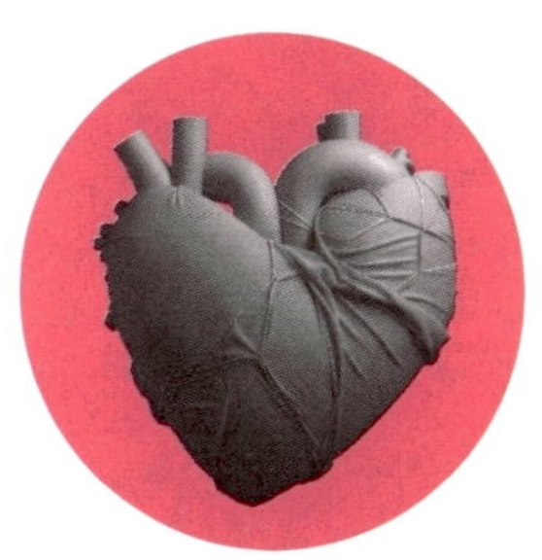

오늘의 심장 메모: 뇌의 맑음은 심장에서 온다

오늘 업무 중에 머리가 멍하고 글자가 눈에 안 들어온다면,
커피를 마시는 대신 잠시 눈을 감으세요.
그리고 심장 박동을 느껴보십시오.
너무 약하거나 빠르지 않은지.
뇌를 맑게 하는 건 카페인이 아니라,
심장이 힘차게 쏘아 올린 신선한 피입니다.

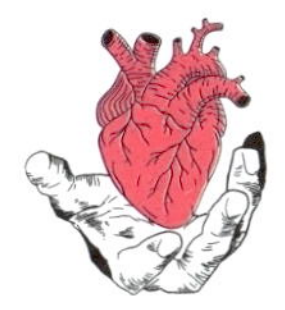

창백한 얼굴과 푸석한 피부: 버려진 땅의 비극

거울 속 내 얼굴이 낯설 때가 있습니다.

화장을 해도 먹지 않고,

피부는 종이장처럼 푸석하며,

핏기 없이 창백합니다.

"요즘 피곤해서 그래." 하고 넘기시나요?

아닙니다.

몸이 심혈관과 순환에 여유가 없어서

먼저 피부에 쓰던 자원을 줄이고 있다는 신호일 수 있습니다.

심장이 당신의 피부를 '후순위로 미룬' 것입니다.

심장의 냉정한 우선순위

심장은 위기 상황에서 냉정합니다.

혈액순환이 잘 안 될 때,

심장은 생존에 필수적인 뇌, 심장, 간, 신장 같은 주요 장기에

먼저 피를 보냅니다.

그 결과, 생존 순위에서 밀려난 '피부'와 '손발'은

혈액 공급이 차단됩니다.

혈액이 오지 않는 땅은 황무지가 됩니다.

피부가 건조해지고,

안색이 흙빛으로 변하며,

머리카락이 가늘어집니다.

이유 없이 체중이 줄거나,

반대로 몸이 붓는 것도 마찬가지입니다.

근육과 세포에 영양 공급이 끊기니

몸의 대사 시스템이 붕괴되어

수분 밸런스가 깨진 결과입니다.

화장품보다 따뜻한 물 한 잔

비싼 크림을 바른다고 해결되지 않습니다.

땅속에 물이 말랐는데 표면에 물을 뿌린들 무슨 소용일까요.

피부가 심장의 건강을 비추는 거울이라는 사실을 기억하세요.

창백한 피부를 되살리려면 심장을 덥혀야 합니다.

따뜻한 물을 마시고,

가벼운 산책으로 말초 혈관을 열어주십시오.

혈색(血色)은 말 그대로 '피의 색'입니다.

심장이 건강하고 피가 잘 돌 때

얼굴에도 생기가 돌기 쉽습니다.

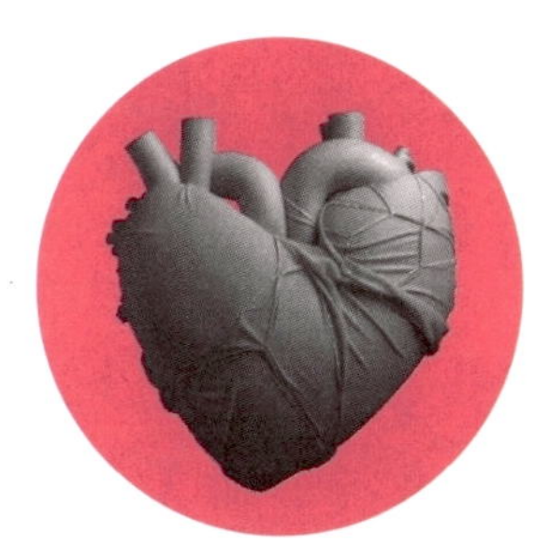

오늘의 심장 메모: 거울 속 내 심장

오늘 거울을 볼 때, 주름보다 '혈색'을 먼저 살피세요.
입술이 파리하거나 얼굴이 창백하다면,
화장으로 덮지 말고 따뜻한 차 한 잔을 마시며 몸을 데우세요.
당신의 핑크빛 혈색은 화장대가 아니라
심장 박동에서 만들어집니다.

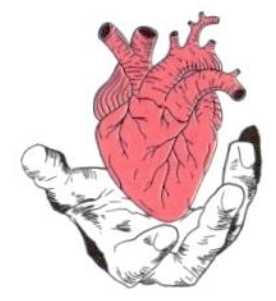

꽉 막힌 위장: 연료가 없는 공장

"원장님, 저는 돌을 씹어 먹어도 소화가 잘됐는데,
요즘은 죽만 먹어도 체해요."

소화제를 달고 사는데도 늘 속이 더부룩하고,
가스가 차고, 변비와 설사가 반복된다면?
위장 내시경을 하기 전에 가슴에 손을 얹어보세요.
심장이 답답하지 않으신가요?

위장은 혈액을 먹고 산다

위장이 음식을 소화하려면 엄청난 에너지가 필요합니다.

위벽을 움직여 음식을 부수고 소화액을 뿜어내는 일은,
공장 기계를 돌리는 것과 같습니다.
이 공장의 전력이 바로 '혈액'입니다.
심장이 약해져서 위장으로 가는 혈류량이 줄어들면,
위장은 파업을 선언합니다.
음식이 들어왔는데 위장이 움직이질 않으니
음식물이 썩어서 가스가 차고,
소화액이 안 나오니 더부룩합니다.
이것은 위장의 잘못이 아닙니다.
연료를 보내주지 않은 심장 탓입니다.

식사 후 30분도 안 돼 피곤해서 눕고 싶거나,
식후에 가슴이 답답하거나 두근거린다면 의심해보세요.
배는 고픈데 먹으면 바로 체하고,
트림이 자주 나오고 명치가 막힌 느낌.
소화제를 먹어도 2~3시간 지나면 다시 더부룩하다면
이건 위장약만으로는 해결되지 않습니다.

소화가 안 될 때 억지로 먹지 마라

이럴 때 "기운 차려야 해"라며 억지로

고기나 보양식을 드시는 분들이 있습니다.

불난 집에 기름을 붓는 격입니다.

심장도 힘든데 소화 부담까지 주면 몸은 더 지칩니다.

가볍고 따뜻한 유동식을 드세요.

그리고 식사 도중에 수저를 내려놓고

심호흡을 하세요.

가장 좋은 소화제는 '식후 10분 걷기'입니다.

발을 움직이면 심장이 펌프질을 시작하고,

그 힘으로 위장에 피가 돌기 시작합니다.

단, 식후 바로 격렬하게 걷지는 마세요.

천천히 산책하듯 걷는 게 좋습니다.

아파트 복도를 왔다 갔다 해도 충분합니다.

심장이 회복되면 위장도 따라 회복됩니다.

위장이 뚫리려면 심장이 먼저 뚫려야 합니다.

오늘의 심장 메모: 최고의 소화제, 걷기

식사 후 습관적으로 소파에 눕거나 커피를 마시나요?

오늘부터는 딱 10분만 걸어보세요.

약국에서 파는 소화제보다,

당신의 두 다리가 만들어내는 혈류가

훨씬 더 강력하게 위장을 깨웁니다.

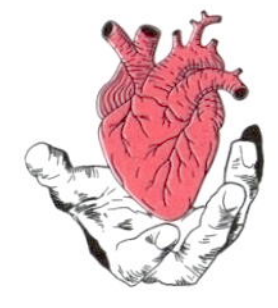

잠 못 드는 밤: 브레이크 고장 난 심장

"몸은 피곤해 죽겠는데, 눕기만 하면 가슴이 콩닥거려서 미치겠어요."

불면증 환자의 절반 이상은 '잠이 안 오는 것'이 아니라
'심장이 안 자는 것'이 문제입니다.

밤에도 달리는 폭주 기관차

심장은 낮에는 열심히 뛰고(교감신경),
밤에는 속도를 줄여 쉬어야 합니다(부교감신경).
그런데 심장이 약해지고 자율신경이 고장 나면,
밤이 되었는데도 브레이크가 듣지 않습니다.

몸은 침대에 누웠지만,
심장은 여전히 100m 달리기를 할 때처럼 쿵쾅거립니다.
이 상태에서는 아무리 양을 세어도 잠들 수 없습니다.
겨우 잠들어도 얕은 잠을 자고,
새벽에 심장이 놀라서 깹니다.
한의학에서는 이를 '심신불안(심장과 정신이 편치 않음)'이라고 합니다.
수면제를 먹으면 뇌를 강제로 기절시킬 순 있어도,
심장의 과속을 멈출 순 없습니다.

심장을 재우는 의식

잠들기 위해 애쓰지 말고,
심장을 진정시키는 데 집중하세요.
잠들기 1시간 전부터 스마트폰을 멀리하고,
조명을 낮추세요.
그리고 천천히 호흡하십시오.
내쉬는 숨을 길게 할 때마다 심박수는 조금씩 느려집니다.
심장이 느긋해지는 순간,
뇌는 "아, 이제 안전하구나"라고 느끼고 스위치를 끕니다.

오늘의 심장 메모: 심장을 위한 자장가

오늘 밤, 잠이 오지 않는다면 억지로 눈을 감지 마세요.

대신 왼쪽 손목의 맥박을 느껴보세요.

빠르고 급하게 뛰던 맥박이,

깊은 호흡과 함께 천천히 부드러워지는 것을 느껴보세요.

박동이 편안해지면,

잠은 선물처럼 찾아옵니다.

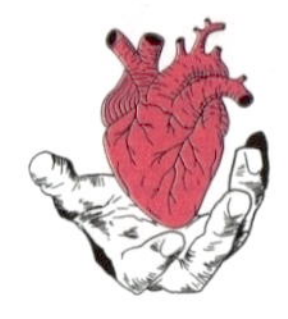

깜빡깜빡하는 기억력:
전압이 불안한 전구

"내가 방금 뭘 하려고 했지?"

냉장고 문을 열고 멍하니 서 있거나,

하려던 말을 자꾸 잊어버리시나요?

나이 탓, 치매 걱정을 하기 전에 심장부터 점검해야 합니다.

뇌라는 전구와 심장이라는 발전소

우리 뇌는 전구와 같습니다.

그리고 심장은 전기를 보내는 발전소입니다.

발전소(심장)의 출력이 일정해야

전구(뇌)의 불빛도 일정하게 밝습니다.
그런데 심장 박동이 불규칙하고 힘이 없으면,
뇌로 가는 혈류가 들쭉날쭉해집니다.
전압이 불안정하니 전구가 깜빡거리는 것입니다.
이때 우리는 건망증을 겪고, 집중력을 잃습니다.
뇌는 우리 몸 전체 산소의 20%를 쓰는 대식가입니다.
몸무게의 2%밖에 안 되는 작은 기관이지만,
쉬지 않고 어마어마한 에너지를 요구합니다.
심장이 단 몇 초라도 혈액 공급을 제대로 못 하면,
뇌는 즉시 기능 저하를 일으킵니다.
단어가 생각나지 않고,
방금 한 말을 까먹는 것은 뇌가 보내는 '배고픔' 신호입니다.

리듬이 기억을 만든다

집중력이 떨어졌다는 건,
몸의 '리듬'이 깨졌다는 증거입니다.
심장을 단련한다는 것은 결국 삶의 리듬을 회복하는 일입니다.
일정한 시간에 자고,
일정한 시간에 먹고,
매일 조금씩 걷는 것.

이 단순하고 지루한 반복이 심장의 박동을 안정시킵니다.

심장이 규칙적인 리듬을 되찾을 때,

깜빡거리던 뇌의 전구도 다시 환하게 켜집니다.

총명함은 머리가 아니라 튼튼한 심장에서 나옵니다.

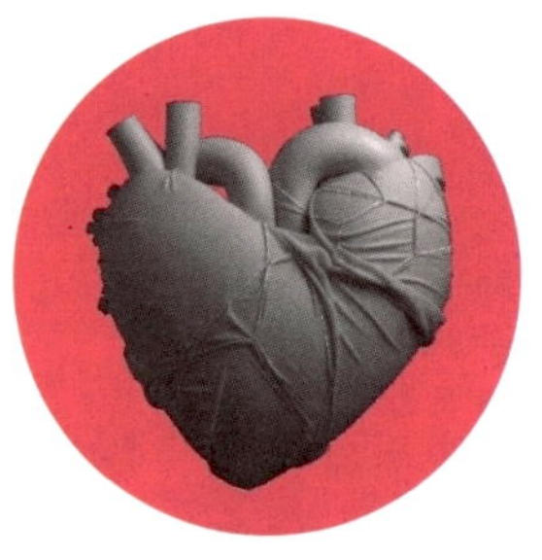

오늘의 심장 메모: 하루의 리듬 살피기

오늘 하루, 당신의 생활 리듬은 어땠나요?

불규칙한 식사와 쪽잠으로 심장을 괴롭히진 않았나요?

규칙적인 생활은 지루한 게 아니라,

심장을 지키는 가장 강력한 무기입니다.

제시간에 잠드는 것부터 시작해 보세요.

당신의 기억력이 돌아옵니다.

Part 4

한의학으로 푸는 심장 회복의 열쇠

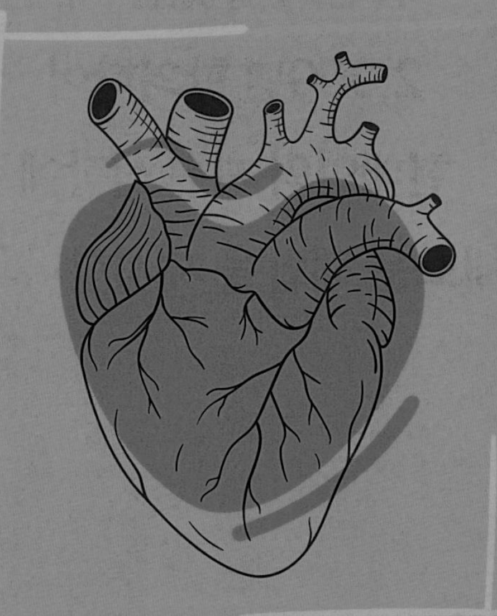

"약을 먹어도 증상이 나아지지 않아요."

현대의학의 검사와 약만으로는
설명되지 않는 증상들이 있습니다.
진액이 마르고, 기운이 막히고,
습담이 쌓였을 때,
2,000년 한의학이
현대인의 지친 심장에
새로운 해답을 제시합니다.

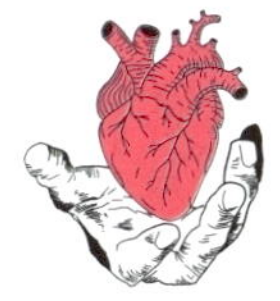

내 몸의 생명수: 진액(津液)이라는 바다

"피가 강물이라면, 진액은 그 강물을 감싸고 흐르는 거대한 바다입니다."

우리 몸은 60~70%가 물로 이루어져 있습니다.
하지만 이 물은 수도꼭지에서 나오는 맹물과는 다릅니다.
세포 하나하나를 적시고, 장기를 부드럽게 감싸며,
뼈와 관절 사이를 미끄러지듯 흐르는 끈끈하고 영양가 높은 체액,
이것을 한의학에서는 '진액'이라고 부릅니다.
진액이 풍성한 바다라면 혈액이라는
배는 순풍에 돛 단 듯 미끄러져 나갑니다.
하지만 가뭄이 들어 바닥이 갈라진 강이라면?
배(혈액)는 꼼짝없이 갯벌에 갇히고,

억지로 배를 밀어야 하는 사공(심장)은 탈진해 쓰러집니다.
진액이 마르면 심장이 죽는 이유가 바로 이것입니다.

몸이 보내는 가뭄 경보, 상열하한

진액은 눈에 보이지 않지만,
고갈되는 순간 몸은 비명을 지릅니다.
위로는 불이 난 것처럼 입과 눈이 바싹 마르고,
얼굴이 확 달아오릅니다.
반대로 손발과 아랫배는 얼음장처럼 차갑게 식습니다.
바로 '상열하한'입니다.
많은 분이 의아해합니다.
"원장님, 몸에 물(진액)이 부족하면 전체가 다 뜨거워지거나
다 차가워져야지,
왜 위는 뜨겁고 아래는 차가운가요?"
이것은 '열의 성질' 때문입니다.
자연 상태에서 뜨거운 공기는 가볍기 때문에 위로 올라가고,
차가운 물은 무겁기 때문에 아래로 내려갑니다.
건강한 몸은 풍부한 진액(물)이 심장의 뜨거운 열기(불)를 꽉 붙잡아서,
열기가 위로 날아가지 않고 아랫배와 손발을
따뜻하게 데우도록 만듭니다.

그런데 진액이 말라버리면 어떻게 될까요?
열기를 붙잡아둘 '물'이라는 닻이 사라진 것입니다.
닻이 끊어진 열기구처럼,
심장의 열기는 가벼워져서
머리 꼭대기, 얼굴, 가슴으로 둥둥 떠올라버립니다.
그 결과 얼굴은 터질 듯 화끈거리는 '가짜 열(허열)'에 시달리고,
정작 온기가 필요한 손발과 아랫배는
열기가 다 떠나버려 싸늘하게 식는 것입니다.

진액이 마르면 일어나는 일

진액은 몸의 라디에이터(냉각수)입니다
이 원리는 자동차와 똑같습니다.
자동차가 시속 100km로 맹렬하게 달릴 때
엔진이 터지지 않는 이유는
'냉각수'가 열을 식혀주기 때문입니다.
그런데 냉각수가 바닥나면 어떻게 될까요?
엔진 자체의 성능이 좋아진 게 아닌데도,
엔진은 과열되어 펄펄 끓어오릅니다.
우리 몸도 같습니다.
심장은 365일 쉬지 않고 뛰는 뜨거운 엔진입니다.

진액이 충분할 때는 이 엔진의 열기를 적절히 식혀주어,
우리가 '따뜻하다'고 느낄 정도의 기분 좋은 체온을 유지합니다.
하지만 진액이 마르면 냉각 시스템이 고장 납니다.
심장은 평소와 똑같이 뛰는데도,
식혀줄 물이 없으니 과열된 엔진처럼
걷잡을 수 없이 뜨거워지는 것입니다.
이 상태가 지속되면 심장은 끈적해진 피를 돌리느라 과로하게 되고,
부정맥, 두근거림, 불안이라는 불청객이 찾아옵니다.
상열하한은 단순한 체질이 아니라,
냉각수가 터진 당신의 몸이 보내는 긴급 구조 신호입니다.

물만 마신다고 해결되지 않는다

상열하한 증상을 듣고 나면 많은 분이 물통부터 찾습니다.
"원장님, 저는 하루에 물을 2리터씩 마시는데
왜 여전히 입이 마르고 건조하죠?"
이유는 간단합니다.
우리 몸에 필요한 '진액'은 수도꼭지에서 나오는
맹물이 아니기 때문입니다.
진액은 '섭취한 수분과 위장에서 소화된 영양분'이
화학적으로 결합된 고농축 에센스'입니다.

위장이 약해서 물을 제대로 흡수하지 못하는 사람은,
물을 마셔봐야 밑 빠진 독에 물 붓기입니다.
물이 진액으로 변하지 못하고 그대로 소변으로 빠져나가거나,
피부 아래에 고여서 몸을 퉁퉁 붓게 만듭니다.
물배는 차는데 속은 여전히 타들어 가는
'가뭄 속의 홍수' 상태가 되는 것입니다.
그러니 무작정 물을 마시기보다,
그 물을 흡수할 수 있는 위장의 힘을 먼저 길러야 합니다.

귀티(貴)는 진액에서 나온다

진액이 풍부한 사람은 겉모습부터 다릅니다.
흔히 말하는 '귀티'가 흐릅니다.
피부에 윤기가 흐르고, 머릿결이 부드러우며,
목소리는 깊고 울림이 있습니다.
몸속에 물이 가득하니 성격 또한 유연하고 여유롭습니다.
반면 진액이 마른 사람은 어딘가 퍽퍽해 보입니다.
피부가 거칠고 푸석하며, 목소리는 갈라지고 톤이 높습니다.
몸이 건조하면 마음도 덩달아 건조해지기 때문에,
성격이 예민하고 까칠해지기 쉽습니다.

감정의 온도를 조절하는 진액

한의학에는 "혈이 마음을 담고, 진액이 감정을 식힌다"는 말이 있습니다.

진액은 단순히 관절을 부드럽게 하는 윤활유가 아닙니다.

365일 뜨겁게 돌아가는 엔진(심장)을 식혀주는 냉각수이자,

날카로운 신경을 감싸주는 보호막입니다.

이 액체는 놀랍게도 우리의 성격과 감정까지 지배합니다.

진액이 부족하면 신경의 피복이 벗겨진 전선과 같습니다.

작은 자극에도 스파크가 튀고,

별일 아닌 일에 "악!" 소리를 내며 과민 반응하게 됩니다.

이유 없이 화가 치밀고, 불안해서 잠을 설치시나요?

성격이 나빠진 게 아닙니다.

당신의 몸속 완충제, 진액이 바닥나서

마음의 마찰을 견디지 못하고 있는 것입니다.

마찰을 줄이는 마음의 오일

기계에 기름칠을 안 하면 어떻게 될까요?

부품끼리 닿을 때마다 '끼익, 끼익' 소리가 나고

시커먼 연기와 함께 불꽃이 튑니다.

사람 마음도 똑같습니다.

진액이 충분하면 외부에서 스트레스가 들어와도
부드럽게 미끄러져 지나갑니다.
"그럴 수도 있지" 하고 웃어넘길 마음의 여유가 생깁니다.
하지만 진액이 말라버리면 마음을 감싸주던 윤활유가 사라집니다.
보호막이 없으니 타인의 지나가는 말 한마디,
작은 소음, 사소한 실수에도
신경이 곤두서고 날카롭게 반응합니다.
마음의 마찰 계수가 높아져서 깃털 같은 자극에도
"악!" 소리를 내며 스파크가 튀는 것입니다.
별일 아닌데 화가 치밀고, 짜증이 나고,
가족들에게 예민하게 구시나요?
당신의 인격이 부족해서가 아닙니다.
완충제인 진액이 바닥나서,
생살이 닿듯 마음이 쓰라린 것입니다.

감정의 불을 끄는 소방수

우리가 화를 내거나 흥분하면 심장에 '열(火)'이 발생합니다.
엔진이 돌면 뜨거워지듯 자연스러운 현상입니다.
건강한 사람은 이 열을 진액이라는 물이 즉시 식혀줍니다.
그래서 화가 나도 금방 "휴-" 하고 가라앉습니다.

그러나 진액이 부족한 사람은 불을 끌 물이 없는 상태입니다.
작은 성냥불(사소한 스트레스)이 툭 떨어졌는데,
물이 없으니 그 불이 걷잡을 수 없이 번져
거대한 산불(분노 폭발)이 됩니다.
밤에 잠을 못 자고 뒤척이는 것도 마찬가지입니다.
낮 동안 달궈진 뇌와 심장을 식혀줄 냉각수가 없으니,
밤새도록 엔진이 식지 않고 윙윙거리며 돌아가는 것입니다.
잠을 못 자는 게 아니라,
열이 식지 않아 잘 수가 없는 것입니다.

부러지지 않으려면

물기가 있는 생나무는 바람이 불면 부드럽게 휘어지지만,
바싹 마른 고목은 건드리면 '탁' 하고 부러집니다.
진액이 고갈된 몸은 건조한 나무와 같습니다.
유연성이 사라집니다.
상황에 맞춰 유연하게 대처하지 못하고, 강박적으로 굴거나,
예상치 못한 일에 덜덜 떨며 불안해합니다.
한의학에서 '조증(燥症, 마르는 병)'이 심해지면
정서불안과 공황장애로 이어진다고 보는 이유가 바로 이것입니다.
몸이 촉촉해야 마음도 유연해집니다.

말라버린 샘을 다시 채우는 4가지 습관

그렇다면 이 소중한 진액을 어떻게 채울 수 있을까요?

물만 마시는 것으론 부족합니다.

진액 공장을 다시 돌려야 합니다.

위장을 데우십시오(공장 가동).

아이스 아메리카노나 찬 음료는

위장이라는 아궁이의 불씨를 꺼뜨립니다.

불이 꺼지면 진액 생산도 멈춥니다.

따뜻한 것으로 위장을 덥혀야 공장이 돌아갑니다.

밤의 시간을 지키십시오(리필 시간).

밤 11시부터 새벽 3시는 우리 몸이 소모된 진액을

리필하는 유일한 시간입니다.

이 시간에 깨어 있는 건,

스마트폰 충전기를 꽂지 않고 쓰는 것과 같습니다.

약재의 힘을 빌리십시오(단비).

둥굴레, 맥문동 같은 약재는

메마른 땅에 내리는 단비와 같습니다.

차로 끓여 드시면 건조한 폐와 위장을 적시는 데 탁월합니다.

깊은 호흡을 하십시오(펌프질).

호흡은 펌프질입니다.

얕은 숨은 목에서 멈추지만,

깊은 숨은 복부 깊숙한 곳에 고여 있는 진액을

전신으로 퍼트려 줍니다.

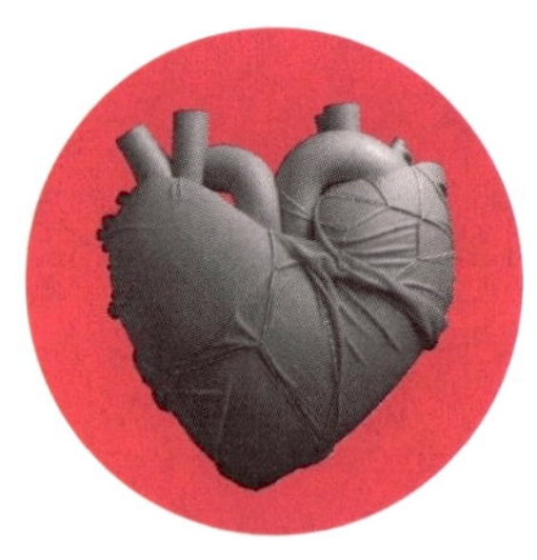

오늘의 심장 메모: 마음의 가뭄 해결하기

오늘 유난히 예민하고 까칠했다면 자책하지 마세요.
대신 따뜻한 차 한 잔을 아주 천천히 마시며 생각하세요.
'내 마음의 갈라진 틈에 물을 대어주자.'
진액이 차오르면 날카롭던 신경은 다시 부드러워지고,
마음의 산불은 잦아듭니다.

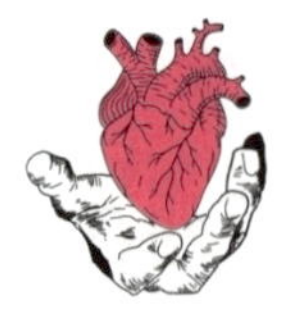

피가 탁하면 마음도 흐려진다: 내 몸을 흐르는 거울

"피는 몸 안을 흐르는 거울입니다."

거울이 깨끗하면 세상이 선명하게 보이지만,
거울에 얼룩이 지면 세상이 왜곡되어 보입니다.
피가 맑은 사람은 마음이 호수처럼 고요합니다.
하지만 피가 탁한 사람은 마음속에 항상 폭풍우가 칩니다.
심장은 피를 통해 온몸과 대화하는 지휘자입니다.
그런데 지휘자가 봐야 할 악보(혈액)에
잉크가 번지고 얼룩져 있다면 어떨까요?
연주는 엉망진창이 되고 불협화음이 날 수밖에 없습니다.

탁한 피가 부르는 마음의 소음

혈액이 끈적하고 탁해지면
가장 먼저 타격을 입는 곳은 '뇌'입니다.
뇌는 산소에 가장 민감한 장기입니다.
피가 맑지 않아 산소 배달이 0.1초라도 늦어지면,
뇌는 즉시 "숨 막혀! 위험해!"라고 비상 신호를 보냅니다.
우리는 이 생존 신호를 '이유 없는 불안'이나
'치밀어 오르는 짜증'으로 느낍니다.
가슴이 답답하고, 만사가 귀찮고,
우울감이 안개처럼 밀려오나요?
그건 당신의 성격 문제가 아닙니다.
혈관 속에 낀 찌꺼기 때문에
흐름이 막혔다는 물리적인 신호입니다.
옛 어른들이 기분이 안 좋을 때 "속이 막힌다"고 표현한 건,
단순한 감탄사가 아니라 정확한 의학적 통찰이었습니다.

피는 왜 더러워지는가? 3가지 오염원

태어날 때 맑았던 우리의 피는 왜 끈적한 늪처럼 변했을까요?
원인은 크게 세 가지입니다.

첫째, 가뭄입니다.

진액(물)이 부족한 것입니다.

강물이 마르면 어떻게 되나요?

물은 줄어들고 강바닥의 진흙과 쓰레기가 드러나 악취를 풍깁니다.

우리 몸도 같습니다.

수분(진액)이 부족하면 혈액의 농도가 진해집니다.

물처럼 찰랑거려야 할 피가 케첩처럼 끈적해지는 것입니다.

흐름은 느려지고,

심장은 이 빽빽한 피를 미느라 과로하게 됩니다.

둘째, 쓰레기가 쌓입니다.

습담이 공격하는 것입니다.

우리가 먹는 튀김, 밀가루, 설탕.

이들은 몸속에서 깨끗하게 연소되지 않고 '그을음'을 남깁니다.

이 대사 찌꺼기를 한의학에서는 '습담(濕痰)'이라고 부릅니다.

마치 하수구에 낀 기름때처럼,

끈적한 노폐물이 혈관 벽에 덕지덕지 붙어 통로를 좁힙니다.

길이 좁아지니 혈압은 오르고 마음은 답답해집니다.

셋째, 정체됩니다.

감정이 독이 되는 것입니다.

스트레스는 보이지 않는 독입니다.
화가 나거나 긴장하면 교감신경이 날뛰며 혈관을 '수축'시킵니다.
혈관이 좁아지면 피가 흐르지 못하고 한곳에 고입니다.
흐르지 않는 물은 썩게 마련입니다.
억눌린 감정은 피를 썩게 만들고,
그 썩은 피(어혈)가 다시 마음을 병들게 하는 악순환을 만듭니다.

맑은 피가 만드는 투명한 하루

혈이 맑은 사람의 아침은 공기의 질감이 다릅니다.
눈꺼풀이 깃털처럼 가볍게 떠지고,
머릿속은 갓 닦아낸 유리창처럼 투명합니다.
지난밤의 피로는 흔적도 없이 사라져 있고,
몸 전체가 가뿐합니다.
이런 상태에서는 심장도 가장 이상적인 리듬으로 뜁니다.
규칙적이고 부드러운 박동이 전신을 감싸 안기에,
외부에서 스트레스가 날아와도 고무공처럼 유연하게 튕겨냅니다.
짜증이나 화가 머물 틈이 없는 것이죠.
혈을 맑게 한다는 건,
단순히 건강검진표의 콜레스테롤 숫자를 낮추는
기술적인 문제가 아닙니다.

내 영혼의 투명도를 높여,
세상을 더 맑고 온전하게 바라보게 하는
'존재의 변화'입니다.

맑은 피는 마음의 소음을 씻어낸다

"원장님, 잡생각이 꼬리에 꼬리를 물어서 머리가 터질 것 같아요."
머릿속이 시끄러워 집중하지 못하는 분들이 있습니다.
명상을 해도, 억지로 생각을 멈추려 해도 소용이 없다고 합니다.
이때 저는 뇌가 아니라 '피'를 봅니다.
뇌는 우리 몸무게의 2%밖에 안 되지만,
혈액의 20%를 가져다 쓰는 거대한 에너지 소비 기관입니다.
그런데 뇌로 올라가는 피가 탁하고 끈적하다면 어떨까요?
마치 불순물이 섞인 휘발유를 넣은 엔진처럼,
뇌는 덜덜거리며 소음을 냅니다.
뇌세포가 충분한 산소와 영양을 공급받지 못해
'불안'과 '짜증'이라는 신호를 보내는 것,
그것이 바로 끊이지 않는 잡념의 정체입니다.

한의학에서는 "피가 정신을 담는다(혈사신, 血舍神)"라고 합니다.
피는 단순히 영양분만 나르는 게 아니라,

우리의 정신이 깃들어 쉬는 집입니다.
피가 맑고 고요하게 흐르면,
그 안에 깃든 정신도 편안하게 쉽니다.
반대로 피가 탁하고 요동치면,
정신도 안착하지 못하고 허공을 떠돌며
온갖 망상을 만들어냅니다.
피를 맑게 청소하면 놀라운 일이 벌어집니다.
그토록 시끄럽던 머릿속 소음이
전원 코드를 뽑은 듯 조용해집니다.
복잡한 문제가 단순하게 보이고,
사소한 일에 일희일비하지 않는 '심플한 마음'이 찾아옵니다.
마음을 닦고 싶다면,
먼저 피를 닦으십시오.
흐르는 피가 깨끗해질 때,
당신의 마음도 비로소 고요한 호수처럼 잠잠해질 것입니다.

피를 맑게하는 4가지 생활 처방

30초 혈류 호흡을 하세요.

가슴을 활짝 펴고,
배가 나오도록 깊게 숨을 들이마시고 5초간 멈추세요.

그리고 천천히 내뱉으세요.

멈춘 5초 동안 심장은 혈액을 데우고,

내뱉는 숨에 탁기를 내보냅니다.

종아리 펌프를 활용하세요.

하루 10분만 걸으세요.

종아리가 수축할 때마다 정맥의 피가 솟구쳐 올라,

묵은 피를 심장으로 돌려보냅니다.

자연의 청소부를 이용하세요.

산사, 단삼 같은 약재나 미나리, 해조류 같은 음식은

혈관의 찌든 때를 닦아내는 훌륭한 세제입니다.

마음의 해독을 실천하세요.

분노는 피를 끓게 하고, 감사는 피를 식힙니다.

화가 날 때 심호흡을 하는 건,

끓어오르는 냄비 뚜껑을 여는 것과 같습니다.

오늘의 심장 메모: 걷기로 머리 맑히기

오늘 머릿속이 복잡하고 시끄러운가요?

그건 당신의 피가 지금 지쳐 있다는 소리입니다.

고민을 멈추고 맑은 물 한 잔을 마시며, 10분만 걸으세요.

종아리가 피를 펌프질하여 맑은 산소를 뇌로 올려보내는 순간,

거짓말처럼 잡념은 사라지고 투명한 정적만이 남을 것입니다.

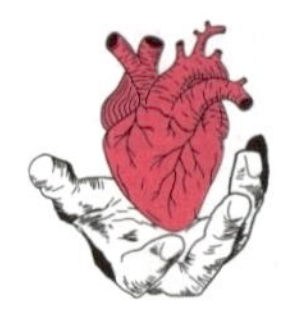

기운(氣)이 약하면 심장은 빈 페달을 밟는다

"원장님, 아침에 눈을 뜨는 게 고역이에요.
하루 종일 물에 젖은 솜처럼 몸이 쳐집니다."

많은 분이 이런 증상을 겪을 때 '체력이 약해졌다'거나 '나이 탓'이라고 생각합니다.
하지만 이것은 근육의 문제가 아닙니다.
한의학에서 말하는 '기(氣)'가 부족한 것입니다.

기는 엔진의 연료다

자동차에 비유하자면,

심장은 엔진이고,

혈액은 엔진 오일입니다.

그렇다면 기는 무엇일까요?

바로 엔진을 돌리는 '전기 신호'이자 '연료의 폭발력'입니다.

아무리 튼튼한 엔진(심장)과 깨끗한 오일(혈액)이 있어도,

시동을 걸어줄 배터리(기운)가 방전되면 차는 움직이지 않습니다.

기가 부족하면 심장은 열심히 펌프질하려 해도

힘이 실리지 않습니다.

자전거 체인이 빠진 것처럼 헛바퀴만 도는 것이죠.

이를 한의학에서는 '기허(氣虛)'라고 합니다.

이때 심장은 "힘이 부친다"는 신호로 두근거림을 보내고,

우리 몸은 방전을 막으려고 자꾸만 눕고 싶어집니다.

기운은 '위장'이라는 발전소에서 나온다

그렇다면 이 기운은 어디서 충전할까요?

바로 '위장(소화기)'입니다.

우리가 먹은 음식은 위장에서 잘게 부서져 에너지로 전환됩니다.

위장이 튼튼해서 발전소가 잘 돌아가면 기운이 펄펄 넘치지만,

위장이 약하면 아무리 산해진미를 먹어도

기운이 만들어지지 않습니다.

소화가 안 되고 더부룩하면 만사가 귀찮아지는 이유가
여기 있습니다.
발전소가 멈추니 전기가 끊긴 것입니다.
한의학에서 "비위(소화기)가 튼튼해야 기가 돈다"고
강조하는 이유입니다.
심장을 고치려면,
먼저 위장을 편안하게 달래주어야 합니다.

기운이 없으면 한숨을 쉰다

기가 약한 사람의 특징 중 하나는 '한숨'입니다.
폐 깊숙한 곳까지 숨을 들이마시고 내뱉을 힘조차 없어서,
자꾸만 얕은 숨을 헐떡이다가 답답해서
"후우…" 하고 몰아서 내뱉는 것입니다.
반대로 기운이 차오르면 호흡이 깊고 고요해집니다.
심장 리듬이 안정되면서 머리가 맑아지고 마음이 평온해집니다.
심장과 소화기가 함께 약해지는 '심비양허(心脾兩虛)' 상태에서는
불면과 건망증이 오지만,
기운을 채우면 기억력과 잠도 함께 돌아옵니다.

기운을 충전하는 4가지 습관

아침의 따뜻한 물을 마시세요.

아침 공복에 마시는 미지근한 물 한 잔은

밤새 멈춰있던 위장 발전소를 깨우는 스위치입니다.

찬물은 금물입니다.

천천히 씹으세요.

음식을 급하게 삼키면 기가 만들어지기도 전에 체합니다.

꼭꼭 씹는 행위 자체가 기를 충전하는 과정입니다.

약재의 도움을 받으세요.

황기 같은 약재는 기운을 북돋우는 대표 선수입니다.

사삼과 맥문동은 엔진 열을 식혀줍니다.

햇빛으로 충전하세요.

하루 10분만 햇볕을 쬐며 걸으세요.

가만히 있으면 기는 고인 물처럼 썩습니다.

움직여야 기가 흐릅니다.

오늘의 심장 메모: 천천히 씹을수록 심장은 강해진다

오늘 식사 시간, 숟가락을 들기 전에 잠시 배에 손을 얹어보세요.

그리고 천천히 호흡하며 위장의 움직임을 느껴보세요.

급하게 때우는 한 끼가 아니라,

내 심장을 뛰게 할 에너지를 채우는 시간이라고 생각하세요.

천천히 씹을수록 당신의 심장은 더 힘차게 뛸 것입니다.

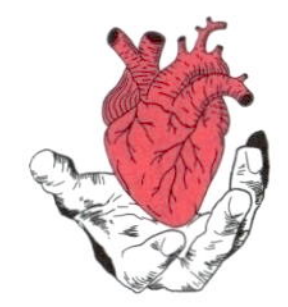

습담(濕痰):
심장의 발목을 잡는 끈적한 늪

몸이 천근만근 무겁고,
머리에는 안개가 낀 듯 멍하며,
자꾸만 눕고 싶다면?
단순 피로가 아닙니다.
당신의 몸속에 '습담'이라는 불청객이
똬리를 틀고 있다는 증거입니다.

몸속에 생긴 쓰레기 늪

습담은 쉽게 말해 우리 몸의 '탁하고 끈적한 폐수'입니다.

물이 맑게 흐르면 약이 되지만,
흐르지 못하고 고여서 썩으면 독이 됩니다.
이 썩은 물이 혈관을 타고 돌다가 관절에 끼면 관절염,
머리에 끼면 두통,
심장에 끼면 협심증이 됩니다.
습담은 맑은 피보다 훨씬 무겁고 끈적거립니다.
심장이 맑은 물을 퍼 올리는 것과,
끈적한 진흙을 퍼 올리는 것 중 어느 것이 힘들까요?
습담이 쌓이면 심장은 진흙탕 속에서
발을 구르는 것처럼 힘겨워집니다.
그래서 맥박이 느려지고,
조금만 움직여도 숨이 차고 지치는 것입니다.

습담이 만드는 5가지 경고

아침에 몸이 물 먹은 솜처럼 무겁다.
얼굴과 눈두덩이 붓고, 오후가 되면 다리가 통통 붓는다.
밥만 먹으면 졸음이 쏟아진다(식곤증).
속이 늘 더부룩하고 트림이 자주 나온다.
의욕이 없고 세상만사가 귀찮다.

이러한 증상은 게으른 게 아니라,
습담이 당신의 몸과 마음을 늪으로 끌어당기고 있는 것입니다.

습담은 왜 생기는가?

습담을 만드는 주범은 우리의 입입니다.

찬 것을 조심하세요.
아이스커피, 찬물, 냉면 같은 차가운 음식은
위장의 불을 꺼버려 물을 순환시키지 못하고
그대로 고이게 만듭니다.

단 것과 기름진 것을 피하세요.
빵, 과자, 튀김. 소화되지 못한 찌꺼기가
끈적한 가래(담)가 되어 혈관에 쌓입니다.

과식을 멈추세요.
처리 용량을 초과한 음식물은 독소로 변합니다.

심장과 마음을 막는 담벼락

한의학에서는 "담(痰)이 심장의 구멍을 막는다(담미심규)"는
무시무시한 표현을 씁니다.

습담이 심해지면 단순히 몸만 무거운 게 아니라,
정신도 혼탁해집니다.
이유 없이 불안하고, 우울하며, 판단력이 흐려집니다.
불면증이나 공황장애 환자 중에
유독 '담음'이 많은 이유가 이것입니다.

늪에서 빠져나오는 법

습담을 없애는 것은 다이어트가 아닙니다.
심장을 구출하는 작전이 필요합니다.

따뜻한 물을 마시세요.

찬물은 습담을 굳게 하고, 따뜻한 물은 습담을 녹입니다.
얼음물부터 끊으세요.

담을 삭이는 음식을 드세요.

귤껍질(진피) 차, 생강차, 율무차는 몸속 제습기 역할을 합니다.
반대로 밀가루와 유제품은 습담 제조기입니다.

땀을 내세요.

습담을 배출하는 가장 확실한 통로는 '땀구멍'입니다.
하루 10분,
송글송글 땀이 맺힐 정도의 걷기나 반신욕이 필요합니다.

오늘의 심장 메모: 무거움 덜어내기

지금 몸이 무겁다고 느껴진다면,

찬 음료를 내려놓고 따뜻한 차 한 잔을 드세요.

그리고 자리에서 일어나 가볍게 제자리걸음을 해보세요.

이마에 땀이 살짝 맺히는 순간,

당신의 심장을 짓누르던 진흙 같은 습담이 녹아내리기 시작합니다.

몸이 가벼워져야 마음도 가벼워집니다.

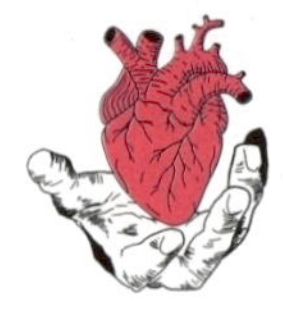

약재는 마른 땅에 내리는 단비다

"좋은 음식을 먹는데 왜 기운이 안 날까요?"

몸이 회복되지 않아 찾아오는 분들의 공통점은
영양 부족이 아니라 '진액 부족'입니다.
몸속의 물(진액)이 말라버리면
아무리 비싼 보약을 먹어도 흡수되지 않고 겉돌게 됩니다.
마른 논에 비료를 뿌리면 벼가 타 죽는 것과 같은 이치입니다.

마른 펌프에는 마중물을 부어야 한다

심장은 펌프입니다.

그런데 펌프 안에 물이 하나도 없으면 헛바퀴만 돌 뿐,
물을 끌어올리지 못합니다.
이때 필요한 한 바가지의 물을 '마중물'이라 부르죠.
한약은 바로 이 마중물 역할을 합니다.
말라버린 진액을 채워,
헛도는 심장이 다시 힘차게 물을 뿜어 올릴 수 있도록 돕습니다.

진액을 채우는 사삼(沙蔘), 피를 뚫는 단삼(丹蔘)

이름은 비슷하지만 역할은 다릅니다.
모래밭 인삼이라 불리는 사삼(잔대)은 '몸의 가습기'입니다.
열로 인해 바싹 마른 폐와 위장에 촉촉한 수분을 공급합니다.
목이 칼칼하고 가슴이 답답할 때,
사삼은 마른 땅에 물길을 내주어 심장을 식혀줍니다.
붉은색을 띠는 단삼은 '혈관 빗자루'입니다.
끈적하게 엉겨 붙은 피(어혈)를 풀어헤치고,
막힌 혈관을 시원하게 뚫어줍니다.
심장으로 가는 길이 뚫리면
가슴 통증이 사라지고 숨통이 트입니다.

피를 맑게 하는 삼총사: 홍화, 산사, 사물탕

여기에 바람 같은 약재들이 더해집니다.

꽃잎처럼 가벼운 홍화(紅花)는

미세혈관 구석구석을 돌며 피를 맑게 합니다.

고기를 먹고 체했을 때 쓰는 산사는

피 속의 기름기를 녹여내는 '천연 세제'입니다.

그리고 한의학 최고의 보혈제 '사물탕(당귀, 천궁, 작약, 숙지황)'은

피를 단순히 늘리는 게 아니라,

'살아있는 피'를 만듭니다.

피가 맑고 풍성해지면 요동치던 심장이 안정되고,

불안했던 마음도 차분해집니다.

우울증에 사물탕을 쓰는 이유가 여기 있습니다.

약은 '조화'를 돕는 지휘자다

한약은 심장을 강제로 뛰게 하는 각성제가 아닙니다.

진액이 부족하면 물을 대고,

피가 탁하면 청소를 하고,

위장이 약하면 소화를 도와서,

몸 스스로 회복하게 만드는 '조화'의 의학입니다.

심장은 몸의 일부가 아니라 전체 균형의 결과물이기 때문입니다.

✎ 오늘의 심장 메모: 내 몸의 가습기 켜기

오늘 하루, 내 몸이 너무 건조하지 않았나요?
커피 대신 따뜻한 차 한 잔을 마시며 상상해 보세요.
따뜻한 물이 식도를 타고 내려가
메마른 위장과 심장을 촉촉하게 적시는 모습을.
그 한 잔의 여유가 당신의 몸에 단비가 됩니다.

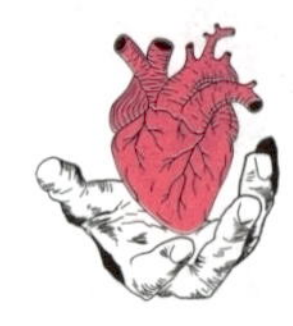

위장이 편해야 심장이 쉰다

"몸이 약해서 보약을 먹었는데,
오히려 속이 뒤집히고 더 피곤해요."

이런 분들은 순서가 틀린 것입니다.
위장이 받아들일 준비가 안 되었는데
강한 에너지를 쏟아부으니 과부하가 걸린 것이죠.
한의학에서 "비위(소화기)는 후천의 근본"이라고 했습니다.
위장은 심장을 위한 연료를 만드는 발전소입니다.
발전소가 고장 났는데 연료를 들이부으면 불만 날 뿐입니다.

위장은 예민한 아기다

위장은 우리 몸에서 가장 감정적인 장기입니다.
스트레스를 받으면 멈추고, 차가운 게 들어오면 굳고,
너무 많이 들어오면 파업합니다.
특히 심장이 약한 분들은
위장도 같이 약한 경우가 많습니다(심비양허).
이럴 때 위장은 갓난아기처럼 다뤄야 합니다.

'강하게'가 아니라 '순하게'

위장이 약한 분들에게 필요한 건 강력한 보양식이 아니라
'순한 회복식'입니다.

차가운 것은 독(毒)이라는 것을 기억하세요.
얼음물, 냉면, 생채소는 위장의 아궁이를 꺼버립니다.
위장이 차가워지면 소화가 멈추고,
음식물은 썩어서 습담(쓰레기)이 됩니다.
무조건 따뜻하게 드세요.
70%의 미학을 실천하세요.
배가 꽉 찰 때까지 먹지 마세요.
위장이 음식을 가득 채우고 헐떡거리면,

심장으로 가야 할 피가 소화하러 위장으로 다 몰립니다.

밥 먹고 심장이 두근거리는 식곤증이 바로 이 신호입니다.

숟가락을 놓을 때 아쉬워야 합니다.

위장을 살리는 3가지 처방

반드시 먹어야 하는 것과 먹지 말아야 할 것을 구분하세요.

신선한 것들을 최대한 다양하게 먹는 것이 좋습니다.

매운 것, 카페인, 알콜, 첨가물은 최대한 배제하세요.

따뜻한 성질의 차를 마시세요.

대추는 마음을 편안하게 하며,

산약(마)은 위벽을 코팅해줍니다.

커피 대신 이들을 차로 드세요.

온전한 식사를 하세요.

말하면서 먹으면 공기를 같이 삼키고 기운이 흩어집니다.

밥 먹을 때만큼은 조용히 씹는 데 집중하세요.

그것이 위장에 대한 예의입니다.

위장이 웃으면 심장도 웃는다

위장이 편안해지면,

더부룩하던 가슴이 뚫리고 머리가 맑아집니다.

걱정과 생각이 줄어들고 잠이 잘 옵니다.

소화제를 찾기 전에, 밥상을 바꾸세요.

부드럽고 따뜻한 음식이 들어가면,

심장도 부드럽고 따뜻하게 뛰기 시작합니다.

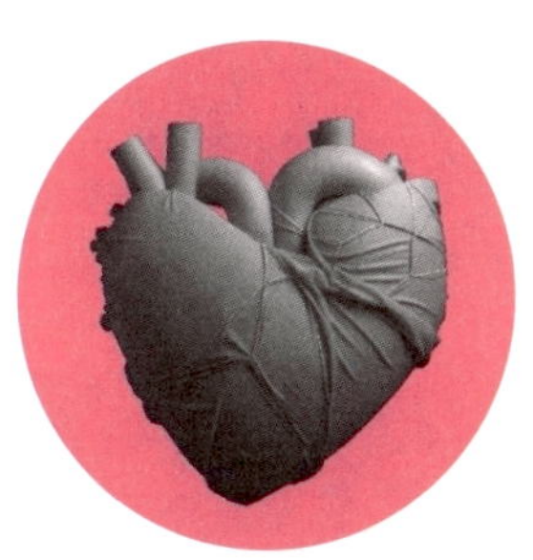

오늘의 심장 메모: 위장에게 휴가를

오늘 한 끼 정도는 위장을 위해 양보하세요.
자극적인 배달 음식 대신,
슴슴하고 따뜻한 국이나 죽으로.
그리고 천천히, 아주 천천히 씹어 넘기세요.
위장이 편안함을 느끼는 그 순간,
당신의 심장도 비로소 휴식을 취합니다.

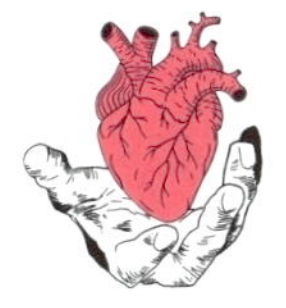

채우는 것만큼 중요한 건 '돌리는 것'이다

"원장님, 몸에 좋다는 건 다 챙겨 먹는데 왜 이렇게 피곤하죠?"

이런 분들은 영양 과잉이 아니라 '흡수 불량' 상태입니다.
아무리 비싼 휘발유를 넣어도
엔진으로 들어가는 호스가 막혀 있다면 차는 가지 않습니다.
오히려 넘친 휘발유가 엔진 룸을 더럽히는 것처럼,
흡수되지 못한 영양분은 몸속에서 쓰레기(독소)가 됩니다.

영양(흡수)과 피(순환)의 뫼비우스 띠

우리 몸의 회복은 두 개의 톱니바퀴가

맞물려 돌아가야 합니다.
바로 흡수와 순환입니다.

흡수가 안 되면 피가 없습니다.
위장이 약해서 영양을 빨아들이지 못하면,
피를 만들 재료가 없습니다.
심장은 '빈 연료통'을 달고 뛰는 셈이니
항상 헉헉거립니다(비허혈허, 脾虛血虛).

피가 안 돌면 흡수가 멈춥니다.
반대로 심장이 약해 피를 위장으로 보내주지 못하면,
위장 점막은 굶주려서 파업합니다.
아무리 좋은 음식이 들어와도 소화를 시키지 못합니다.
결국 이 고리를 풀지 못하면 백약이 무효입니다.
"보약을 먹어도 소용없더라"는 말은 약의 문제가 아니라,
이 고리가 끊어진 몸의 문제입니다.

흡수와 순환을 동시에 뚫는 열쇠

그래서 한의학은 영양제처럼
한 가지 성분만 채우지 않습니다.
흡수(위장)와 순환(심장)을 동시에 공략합니다.

사삼(잔대)은 마른 위장에 물을 대어 흡수력을 높입니다.
백복령은 위장에 낀 찌꺼기(습담)를 치워 길을 틉니다.
산약(마)은 영양분이 새 나가지 않게 꽉 잡아줍니다.
이 조합은 소화가 약한 사람에게 부담 없이 스며들어,
끊어진 흡수-순환의 고리를 다시 잇습니다.

몸이 스스로 돌기 시작할 때

진정한 회복은 무엇일까요?
영양제로 억지로 끌어올린 체력이 아닙니다.
몸속의 톱니바퀴가 스스로 맞물려 돌아가는 상태입니다.
밥맛이 돌고 소화가 편안해집니다(흡수의 회복).
손발이 따뜻해지고 머리가 맑아집니다(순환의 회복).
잠이 깊어지고 아침이 개운합니다(시스템의 회복).

✎ 오늘의 심장 메모: 채움보다 흐름

오늘 영양제를 삼키기 전에 스스로 물어보세요.

"내 몸은 지금 이 영양분을 받아들일 준비가 되었는가?"

무작정 채우려 하지 마세요.

따뜻한 물과 가벼운 산책으로 몸의 길을 먼저 뚫어주세요.

잘 흐르는 몸이 최고의 영양제입니다.

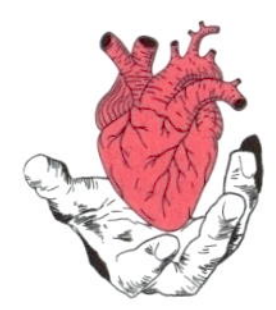

보양식:
꺼진 불씨를 살리는 지혜

기운이 없을 때 우리는 삼계탕이나 장어 같은 보양식을 찾습니다.
하지만 어떤 분들은 보양식을 먹고 오히려 설사를 하거나
열이 올라 고생합니다.

왜 그럴까요?

보양(保養)의 진짜 뜻을 오해했기 때문입니다.

보양은 칼로리를 쏟아붓는 게 아닙니다.

'몸속의 꺼져가는 불씨(양기)를 되살려 지키는 일'입니다.

불씨가 약할 땐 장작을 조금만

기운이 없는 상태(기허)는 몸의 아궁이에
불씨가 겨우 깜빡거리는 상태입니다.
이때 "힘내라"며 거대한 통나무(기름진 고열량 보양식)를 집어넣으면
어떻게 될까요?
불이 확 살아나는 게 아니라,
오히려 짓눌려서 꺼져버립니다.
소화불량, 설사, 식곤증은
약한 불씨가 감당 못 할 연료를 만났을 때 생기는 부작용입니다.
진짜 보양은 마른 검불이나 잔가지를 넣어
불씨를 조심스럽게 살리는 것입니다.
'강한 불'이 아니라 '은근하고 따뜻한 불'이 필요합니다.

심장을 덥히는 부드러운 연료들

최고의 보양식은 비싼 재료가 아니라,
내 위장이 편안하게 받아들여 불씨를 살리는 음식입니다.
닭고기의 부드러운 단백질은
위장에 부담을 주지 않으면서 기운을 냅니다.
여기에 황기를 더하면 땀으로 새는 기운을 막아줍니다.
찹쌀은 성질이 따뜻해 위장을 덥혀줍니다.

계란찜도 순하고 흡수가 빠른 단백질입니다.
아기들도 먹을 수 있는 이 부드러움이
지친 심장에겐 휴식입니다.

약재 삼총사: 황기, 인삼, 대추

한약재도 불씨를 살리는 역할을 합니다.
황기는 꺼져가는 불씨에 부채질을 해주는 바람입니다.
인삼은 불의 화력을 높여주는 땔감입니다.
단, 몸에 열이 많거나 진액이 부족하면 주의해야 합니다.
대추는 불이 너무 세거나 약하지 않게
조절해주는 화력 조절기입니다.

일 년에 한두 번 먹는 보양식으로 건강해질 수는 없습니다.
매일 먹는 따뜻한 아침 식사,
식후의 산책,
제때 자는 잠.
이 사소한 일상들이 모여 내 몸의 불씨를 지킵니다.
심장이 차갑게 식지 않도록,
오늘도 당신의 아궁이를 따뜻하게 돌보십시오.

오늘의 심장 메모: 따뜻함이 곧 힘이다

오늘 식사 메뉴는 무엇인가요?
차가운 샌드위치나 샐러드 대신,
김이 모락모락 나는 따뜻한 국물을 선택해 보세요.
식도를 타고 내려가는 그 온기가 당신의 위장을 깨우고,
심장의 불씨를 다시 지핍니다.
그저 따뜻하기만 하면 됩니다.

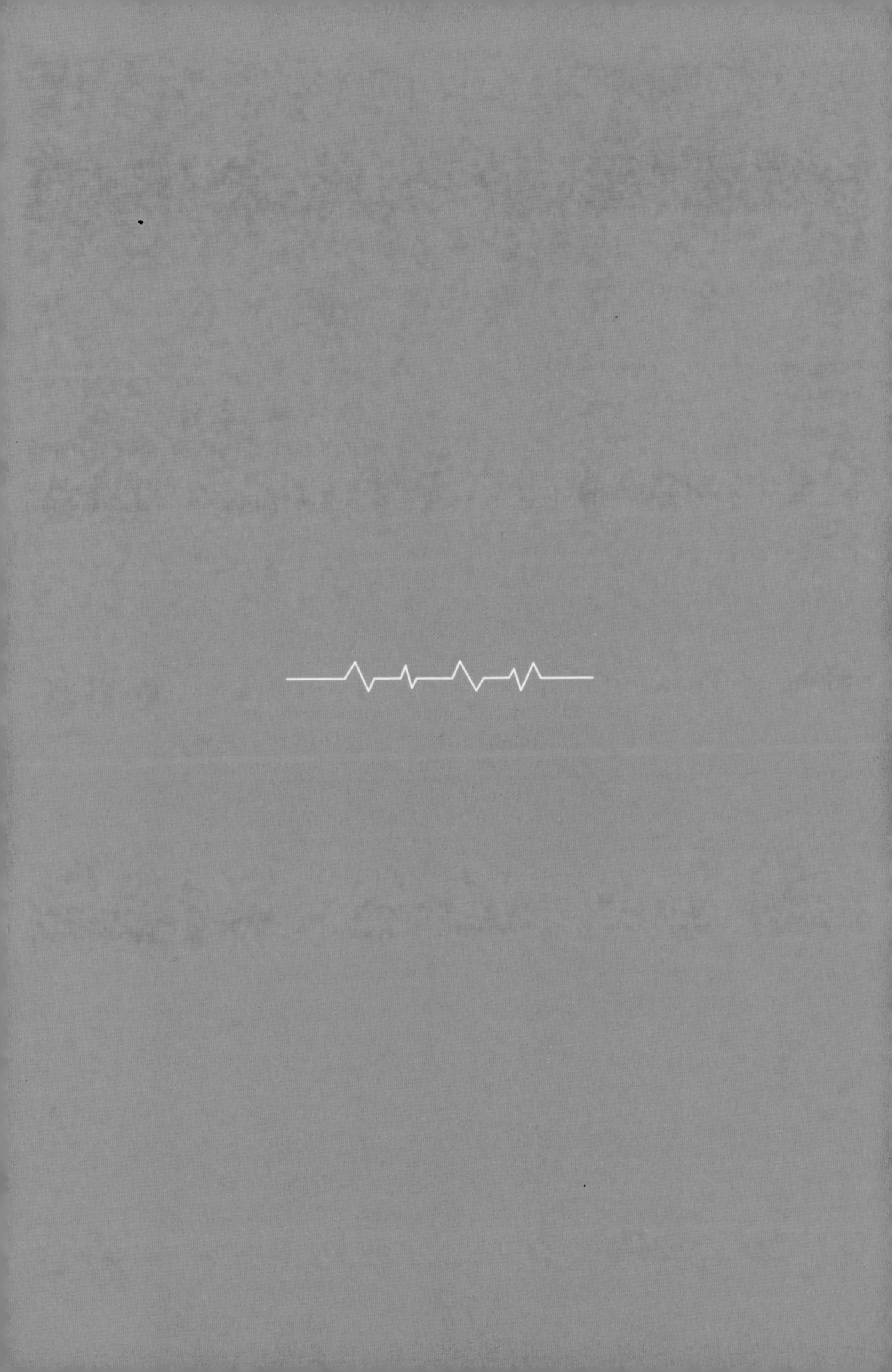

Part 5

심장력 작동의 시퀀스: 순서의 과학 – 운동이 먼저다

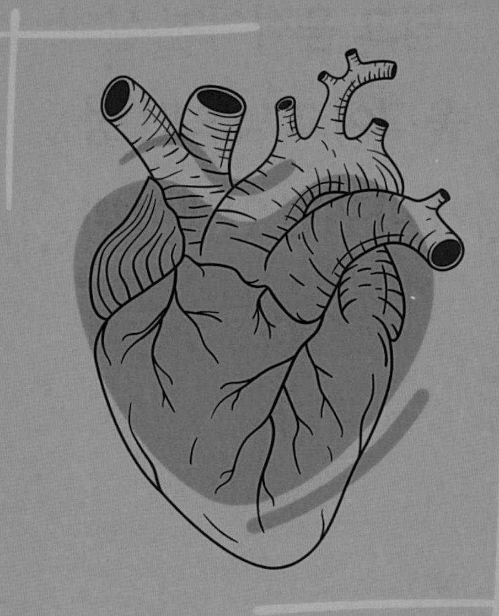

"운동도 하고 식단도 조절하는데
왜 나아지지 않을까요?"

10년째 실패하는 이유는
의지가 아니라 순서입니다.
먹고 움직이면 실패,
움직이고 먹으면 성공.
순서가 바뀌면 인생이 바뀝니다.

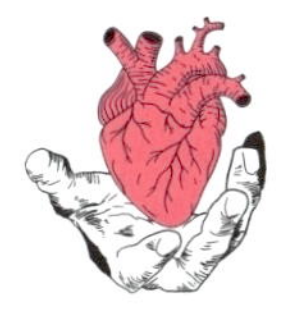

실패하는 당신을 위한 처방:
순서를 바꿔라

진료실에서 가장 많이 듣는 질문은

"어떤 약을 먹어야 심장이 좋아지나요?"입니다.

그럴 때 저는 반문합니다.

"하루에 심장을 몇 번이나 의도적으로 뛰게 하시나요?"

심장은 약으로 고치는 장기가 아닙니다.

스스로를 고치는 능력을 갖춘 유일한 장기입니다.

단, 조건이 있습니다.

'움직여야 한다'는 것입니다.

심장은 근육 덩어리입니다.

팔 근육이 안 쓰면 쪼그라들듯,

심장도 안 뛰면 퇴화합니다.
운동은 선택이 아니라,
심장이 숨을 쉬게 하는 산소 호흡기입니다.

심장은 훈련받기를 원한다

운동을 하면 심장이 쿵쿵거립니다.
어떤 분들은 "심장에 무리가 가는 것 아니냐"고 걱정합니다.
아닙니다.
그것은 '훈련'입니다.
운동할 때의 두근거림은 심장이 근육을 키우는 소리입니다.
운동이 끝나고 심박수가 차분하게 가라앉을 때,
심장은 이전보다 더 강하고 효율적인 엔진으로 다시 태어납니다.

순서만 바꾼다

"선생님, 저는 의지박약인가 봐요.
아침엔 운동해야지 다짐하는데, 밤엔 치킨을 뜯고 있어요."
40대 직장인 환자의 고백입니다.
많은 사람이 자신의 의지력을 탓합니다.
하지만 실패의 원인은 의지가 아니라 '순서'가 틀렸기 때문입니다.

대부분의 하루는 이렇습니다.

기상 → 세수 → 식사 → 출근

대부분의 사람이 지키는 이 평범한 순서,
사실은 보물 같은 기회를 놓치고 있는 겁니다.
보통 아침엔 입맛도 없고 시간이 없어서 운동을 포기하거나,
혹은 독하게 마음먹고 '공복'에 뛰곤 하죠.
하지만 진짜 효율을 아는 고수들은 순서를 이렇게 잡습니다.

기상 → 간단한 식사 → 10분 운동 → 세수 → 출근

왜 굳이 배를 채우고 움직여야 할까요?
답은 '연료'와 '방패'입니다.

우리 몸은 자동차와 같습니다.
기름이 없는 상태에서 억지로 시동을 걸면 엔진(근육)이 깎여나갑니다.
아침의 간단한 식사는 운동을 위한
최고의 연료가 되어 근육 손실을 막아줍니다.

더 놀라운 사실은 그다음입니다.
식사 직후 10분만 움직여도
혈액 속으로 쏟아져 들어오던 당분들이

지방으로 쌓일 틈도 없이 에너지로 타버립니다.
운동이 식사라는 공격에 맞서는
천하무적의 방패가 되는 셈이죠.
거창할 필요 없습니다.
우유 한 잔, 사과 한 쪽 먹고
딱 10분만 제자리 걷기나 스트레칭을 해보세요.
이 루프가 몸에 익으면 식사를 간단히 하고
계단 오르기도 좋습니다.
식사로 깨운 엔진에 운동이라는 가속 페달을 밟는 순간,
당신의 하루는 소화 모드가 아닌,
에너지가 펄펄 끓는 슈퍼 활동 모드로 시작될 것입니다.

순서를 살짝 바꾸는 것만으로도
당신의 몸은 지방 저장소가 아닌
에너지 발전소로 변합니다.
이제 아침 식사는 운동의 방해물이 아니라,
가장 강력한 부스터입니다.

오늘의 심장 메모: 약보다 먼저, 순서를 처방하라

내일 아침, 눈을 뜨자마자
화장실이 아니라 거실로 나가십시오.
그리고 딱 10분만 몸을 움직이세요.
그 10분이 당신의 하루를 지배하고,
당신의 심장을 살립니다.

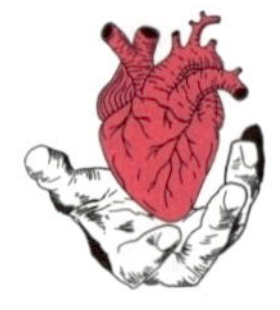

심장은 리듬을 타는 근육이다

우리는 팔뚝이나 허벅지 근육을 키우려고 헬스장에 갑니다.
그런데 정작 우리 몸에서
가장 중요한 근육인 '심장'은 방치합니다.
심장도 근육입니다.
훈련하면 강해지고,
방치하면 쪼그라듭니다.

자동 근육의 비밀

팔다리 근육은 내 맘대로 움직일 수 있지만,

심장은 자율신경의 지휘에 따라
'자동으로' 움직이는 근육입니다.
그래서 심장을 단련하려면 직접 만질 수는 없고,
'상황'을 만들어줘야 합니다.
바로 숨이 차고 땀이 나는 상황입니다.
유산소 운동을 하면 몸이 산소를 더 달라고 아우성칩니다.
심장은 이 요구에 맞춰 펌프질의 강도를 높입니다.
이 과정이 반복되면 심장 근육 세포 안의
에너지 공장(미토콘드리아)이 늘어납니다.
결국 심장은 '고효율 엔진'으로 업그레이드됩니다.
예전엔 100번 뛰어야 할 일을 70번만 뛰어도
해결하는 여유가 생기는 것이죠.
이것이 바로 스포츠 심장입니다.

강도보다 중요한 것은 '리듬'

심장은 급격한 변화를 싫어합니다.
하루 종일 앉아 있다가 주말에 갑자기 등산을 가면
심장은 놀라서 비명을 지릅니다.
심장이 좋아하는 언어는 '꾸준한 리듬'입니다.
걷기, 달리기, 자전거 타기처럼

일정한 박자가 있는 운동을 할 때
심장은 가장 편안하게 단련됩니다.

심장은 늘어나며 강해진다

근육은 늘어나면서 힘을 쓸 때 가장 많이 성장합니다.
계단을 내려갈 때 허벅지가 버티는 힘을 쓰는 것처럼 말이죠.
심장도 마찬가지입니다.
피가 들어올 때 심장이 쭈욱 늘어나며 버티는 힘,
바로 '이완기 능력'이 좋아져야 진짜 강한 심장입니다.
유산소 운동은 심장을 부드럽게 늘렸다가
힘차게 수축시키는 과정을
수천 번 반복하는 훈련입니다.
이 훈련만이 딱딱하게 굳어가는 당신의 심장을
다시 말랑말랑하고 강력하게 되돌릴 수 있습니다.

오늘의 심장 메모: 심장의 언어는 리듬이다

오늘 운동을 할 때, 횟수나 무게에 집착하지 마세요.

대신 호흡과 발걸음의 박자에 집중하세요.

쿵-짝, 쿵-짝, 규칙적인 리듬 속에서

당신의 심장은 안전하고 강력하게 성장하고 있습니다.

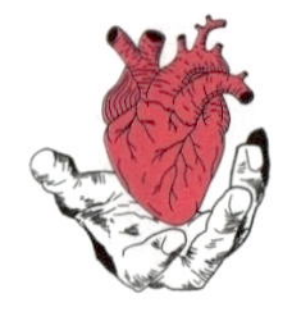

심장력이 만드는 보이지 않는 보험:
신생혈관과 우회로

심장이 약한 것 같아 불편한데,
검사를 해보면 수치는 다 정상이라는 이야기를 정말 많이 듣습니다.
큰 병을 가르는 검사 수치도 물론 중요하지만,
일상을 살아가는 데 더 중요한 것은
심장이 지금 얼마나 힘을 가지고 있느냐입니다.
검사에는 잘 드러나지 않지만,
심장이 얼마나 지쳐 있는지는 삶의 질에
훨씬 직접적인 영향을 미칩니다.
그래서 저는 심장을 이야기할 때 '질병'보다 '힘',
다시 말해 '심장력'이라는 표현을 씁니다.

압력이 있어야 길이 열린다

심장은 펌프입니다.

심장이 수축하면서 만들어내는 압력이 혈액을 큰 혈관으로 밀어내고,
그 압력이 점점 작은 혈관을 타고 말초의 모세혈관까지 도달합니다.
이 압력이 충분해야 혈액은 끝까지 도달할 수 있고,
각 장기는 필요한 산소와 영양을 공급받습니다.
심장의 힘이 좋은 사람일수록 말초순환이 유지되고,
그 결과 소화기, 피부, 근육, 뇌까지 전반적인 기능이 안정됩니다.

반대로 심장의 힘이 빠지면 말초로 가는 혈류가 줄어들고,
여러 장기가 동시에 약해지기 시작합니다.
손발이 차가워지고,
소화가 안 되고,
머리카락이 가늘어지는 것도 결국 같은 이유입니다.

심장은 스스로 길을 만든다

심장의 힘이 충분할 때 몸은 놀라운 일을 합니다.
기존 혈관만 사용하는 데 그치지 않고,
새로운 길을 스스로 만들어냅니다.
이것을 신생혈관이라고 합니다.

나무뿌리를 떠올려 보세요.

큰 뿌리에서 작은 잔뿌리가 뻗어 나가듯이,

혈관도 압력이 충분하면 끝에서 더 많은 가지를 만들어냅니다.

더 많은 곳에 혈액을 보내기 위해 몸이 스스로 선택하는 방식입니다.

숨이 찰 때, 몸은 준비를 시작한다

이 신생혈관은 가만히 있을 때 만들어지지 않습니다.

근육을 많이 쓰고,

산소와 영양 소비가 급격히 늘어날 때 필요해집니다.

특히 숨이 차고 대화가 어려울 정도로

심장이 강하게 뛰는 운동을 했을 때,

몸은 '지금 가진 길로는 부족하다'고 판단합니다.

그때부터 혈관을 새로 만들기 시작합니다.

운동 직후 근육 내부는 만성 저산소 상태가 됩니다.

몸은 위기를 감지합니다.

"이쪽으로 산소를 더 많이 보내야 해. 파이프라인을 깔아야겠어."

이 과정이 반복될수록 혈관은 더 촘촘해지고,

순환의 여유는 커집니다.

그래서 제가 '걷기'만으로는 부족하다고 말씀드리는 겁니다.

숨이 차고,

심장이 벌렁벌렁 뛰고,
옆 사람과 대화가 어려울 정도까지 가야
신생혈관이 만들어집니다.

막혀도 돌아갈 길이 있는 몸

신생혈관은 평소에는 드러나지 않지만,
위기 상황에서 진가를 발휘합니다.
우리 몸의 혈관은 나이가 들면서,
또는 여러 이유로 막힐 수 있습니다.
큰 혈관 하나가 막혔을 때,
주변에 미리 만들어진 길이 있다면
혈류는 그 길을 통해 우회할 수 있습니다.
이것을 측부순환이라고 부릅니다.

고속도로를 달리다가 사고로 길이 막혔다고 상상해보세요.
신생혈관이 발달한 사람은
네비게이션이 즉시 국도로 안내합니다.
작은 길들이 촘촘하게 존재하기 때문입니다.
물론 국도는 고속도로만큼 넓지 않습니다.
하지만 안 가는 것보단 훨씬 낫습니다.

천천히라도 목적지에 도달합니다.

그리고 그 국도로 계속 혈액이 지나가면 그 길도 점점 넓어집니다.

신생혈관이 많을수록,

이런 우회로를 빠르게 활용할 수 있는 능력도 커집니다.

심근경색이나 뇌혈관 문제처럼 시간이 생명인 상황에서,

이 차이는 회복의 속도와 예후를 완전히 바꿉니다.

수술 후에도 회복이 빠르다

신생혈관이 발달한 사람들은 수술 후 회복도 빠릅니다.

수술을 하면 큰 혈관들을 자르거나 지져서 막습니다.

특정 장기로 가던 혈관 라인 자체가 사라지는 겁니다.

신생혈관이 부족한 사람은 이때 큰 문제가 생깁니다.

대체할 길이 없으니까요.

하지만 신생혈관이 촘촘한 사람은 다릅니다.

이미 우회로가 많이 존재하고 있었기 때문에

큰 혈관이 없어져도 주변 혈관들이 빠르게 그 역할을 대신합니다.

측부순환이 작동해서 작은 샛길로 혈액을 보내고,

그 샛길이 점점 넓어집니다.

결국 시간이 지나면 작은 길이 큰 길이 되는 겁니다.

몸은 이렇게 스스로 회복합니다.

이 보험은 평소에만 만들어진다

중요한 점은 이 보험이
문제가 생긴 뒤에 만들어지지 않는다는 것입니다.
심장이 평소에 충분히 강하게 쓰이지 않았다면,
신생혈관도, 측부순환도 준비되지 않습니다.
평온하고 편안한 삶만으로는 몸이 새로운 길을
만들 이유가 없습니다.
필요가 없다고 판단하기 때문입니다.
그래서 심장력은 반드시 평상시에 길러야 합니다.

의도된 부담이 심장을 키운다

하루에 한 번이라도,
의도적으로 심장이 과부하에 가까울 만큼
뛰는 시간을 만들어야 합니다.
불안해서 뛰는 심장이 아니라,
몸을 써서 숨이 차오르고
버거운 상태까지 밀어붙였을 때의 심장입니다.
그 순간 몸은 '지금까지의 조건으로는 부족하다'고 판단하고,
다음을 대비하기 시작합니다.
이것이 우리가 통제할 수 있는,

그리고 반드시 필요한 '의도된 스트레스'입니다.

추운 날씨에도 밖으로 나가고,
힘든 등산을 하고,
산소가 부족할 정도로 몸을 밀어붙이고,
힘들지만 참고 견디며 올라가는 그 도전 속에서
내 한계를 인식하고 넘어설 때,
혈관들이 생성됩니다.

편안함이 아니라 대비를 선택하라

편안함만을 선택하는 삶에서는 몸이 성장하지 않습니다.
하지만 통제된 도전 속에서는 심장이 단련되고,
혈관은 늘어나며,
위기에 대비하는 힘이 쌓입니다.
심장력을 키운다는 것은 단순히 오래 사는 문제가 아니라,
어떤 상황에서도 쉽게 무너지지 않는 몸을 준비하는 일입니다.
이 보이지 않는 보험은 오늘의 선택으로 만들어집니다.

오늘의 심장 메모: 보험은 미리 들어둔다

"몸은 위기가 오기 전에 준비할 시간을 원합니다."

오늘 숨이 찰 만큼 심장이 뛰는 그 시간이,

언젠가 당신을 지켜줄 길을 만들고 있습니다.

심장은 평온할 때가 아니라,

도전 속에서 강해집니다.

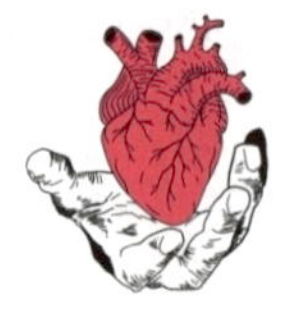

혈관,
잠든 길을 깨우는 작업

심장이 펌프라면,

혈관은 고속도로입니다.

펌프가 아무리 힘이 좋아도 도로가 막혀 있으면

물류 대란이 일어납니다.

운동은 이 꽉 막힌 도로를 뚫고,

폐쇄된 지방 도로까지 개통하는 '혈관 토목 공사'입니다.

잠든 유령 혈관을 깨워라

우리 몸에는 평소에 쓰지 않고 닫혀 있는

미세 혈관들이 많습니다.
이를 '유령 혈관'이라고도 부릅니다.
가만히 있으면 피는 큰길(주요 혈관)로만 다닙니다.
골목길(모세혈관)은 점점 폐쇄되어 먼지만 쌓입니다.
손발이 차고 피부가 칙칙한 이유입니다.
하지만 운동을 시작하면 심박수가 올라가고
혈류량이 폭발적으로 늘어납니다.
거대한 강물이 밀려오면 말라붙었던 실개천에도 물이 흐르듯,
닫혀 있던 모세혈관들이 '펑, 펑' 소리를 내며 열립니다.
운동 후 얼굴이 발그레해지고 손끝이 따뜻해지는 건,
잠들었던 혈관들이 깨어나 환호성을 지르는 신호입니다.

고인 물은 썩는다

움직이지 않으면 피는 중력에 의해 다리로 쏠리고,
혈관 벽에 찌꺼기가 쌓여 굳어집니다(동맥경화).
고속도로에 차가 안 다니면 잡초가 무성해지는 것과 같습니다.
특히 하체 운동이 중요합니다.
허벅지와 종아리 근육이 움직일 때마다 혈관을 꾹꾹 짜주어,
아래에 고여 썩어가던 피를 심장으로 쏘아 올립니다.

혈관이 열리면 심장이 쉰다

이렇게 운동으로 혈관이 열리면 누가 가장 좋아할까요?

바로 심장입니다.

막혀 있던 혈관은 심장에게 가혹한 노동을 강요합니다.

좁은 호스로 물을 뿌리려면 펌프가 미친 듯이 돌아가듯,

굳어진 혈관을 통과하려면 심장은 2배, 3배 더 힘을 씁니다.

반대로 혈관이 열리면 심장은 힘을 절반만 써도 됩니다.

길이 뚫리자 가슴 답답함이 사라지고,

숨이 편해지고, 밤에 잠도 깊이 듭니다.

그렇다면 이 혈관 토목 공사는 얼마나 어려울까요?

혈관은 흐름을 기억한다

다행인 것은 혈관이 '기억력'이 좋다는 점입니다.

한 번 뚫린 길은 다시 뚫기 쉽습니다.

며칠만 꾸준히 걸어도 혈관 내피세포는

산화질소라는 천연 혈관 확장제를 뿜어냅니다.

길이 넓어지니 혈압은 내려가고,

피는 더 시원하게 달립니다.

약으로는 절대 만들 수 없는,

내 몸이 스스로 만든 기적입니다.

오늘의 심장 메모: 피가 길을 만든다

지금 손끝과 발끝을 만져보세요.

차가운가요?

그렇다면 지금 혈관들이 문을 닫고 잠들어 있는 것입니다.

자리에서 일어나 제자리걸음을 30번만 해보세요.

그 짧은 진동이 잠든 혈관을 흔들어 깨웁니다.

피가 흐르면,

몸은 다시 살아납니다.

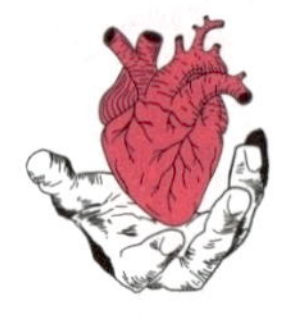

계단 오르기 하나면 충분하다: 첫 번째 도미노의 힘

심장을 단련하기 위해 비싼 헬스장 회원권이나
거창한 운동기구가 필요할까요?
아닙니다.
우리 주변에는 이미 완벽한 심장 강화 기구가 있습니다.
바로 '계단'입니다.

계단은 완벽한 운동기구다

계단은 심장, 폐, 혈관, 그리고 하체 근육을 동시에 훈련시키는
종합 선물 세트와 같습니다.

올라갈 때는 중력을 거스르며 심장이 펌프질을 강화하고,
내려올 때는 다리 근육이 체중을 버티며 안정성을 높여줍니다.
저는 환자분들에게 늘 이렇게 말씀드립니다.
"하루에 딱 계단 3층만 올라가 보세요.
심장의 결이 달라집니다."
엘리베이터 대신 계단을 선택하는
그 짧은 순간,
심박수는 서서히 오르고 정체되어 있던 피가
온몸으로 뻗어 나갑니다.
짧은 시간에 심장과 하체 근육을 동시에 깨우는,
세상에서 가장 경제적이고 효율적인 운동입니다.

무릎이 아프다면 '허벅지 창고'를 써라

"원장님, 계단 좋은 건 알겠는데 저는 무릎이 아파서 엄두가 안 나요."
이런 분들은 대부분 계단을 오를 때
무릎 뼈의 힘으로 터벅터벅 오르는 경우가 많습니다.
이러면 당연히 무릎이 망가집니다.
계단을 오를 때 무릎이 아니라 '허벅지와 엉덩이'를 써야 합니다.
이곳은 우리 몸의 '에너지 창고'입니다.
심장이 지쳤을 때 에너지를 빌려 쓸 수 있는 가장 큰 보조 배터리죠.

이 창고를 여는 열쇠는 '자세'에 있습니다.

첫째, 발바닥 전체로 딛기입니다.

발 앞꿈치만 대지 말고,

발바닥 전체를 계단에 꾹 눌러 딛으세요.

둘째, 힙힌지(Hip-Hinge)입니다.

상체를 살짝 숙이고 엉덩이를 뒤로 쑥 빼세요.

마치 투명 의자에 앉으려는 듯한 자세입니다.

셋째, 무릎 위치 사수입니다.

발을 딛고 올라설 때, 무릎이 발가락보다

앞으로 튀어나가지 않게 주의하세요.

이 자세로 한 칸을 오르면,

무릎 뼈가 받을 충격을 허벅지와 엉덩이 근육이 대신 흡수합니다.

스쿼트를 할 때처럼 엉덩이가 뻐근해지는 느낌이 든다면 성공입니다.

그 뻐근함이 바로 당신의 심장을 지켜줄 근육이 채워지는 신호입니다.

허벅지는 혈당을 조절하는 거대한 댐이다

많은 분이 허벅지 근육을 단순히 '걷기 위한 도구'로만 생각합니다.

하지만 내과적인 관점에서 허벅지는

우리 몸에서 가장 큰 '에너지 창고'이자 '혈당 조절 댐'입니다.

우리가 밥을 먹으면 혈액 속으로 포도당이 쏟아져 들어옵니다.

이때 허벅지가 튼튼한 사람은 근육이
스펀지처럼 이 포도당을 쫙 빨아들여 저장합니다.
섭취한 열량의 70%를 하체 근육이 소모하고 저장하기 때문에,
식후에 혈당이 급격히 치솟는 '혈당 스파이크'가 일어나지 않습니다.
피가 끈적해질 틈을 주지 않는 것이죠.

반면, 공복 시간이 길어져 배가 고플 때는 어떤가요?
혈당이 떨어지면 심장은 불안해하며 두근거립니다(저혈당 증상).
이때 허벅지 창고에 저장해둔 에너지(글리코겐)가
다시 혈액으로 풀려나옵니다.
덕분에 우리는 끼니를 조금 놓쳐도 손이 떨리거나
식은땀을 흘리지 않고 버틸 수 있습니다.
홍수(고혈당)가 나면 물을 가두고,
가뭄(저혈당)이 들면 물을 대주는 댐.
그것이 바로 당신의 허벅지입니다.
허벅지가 가늘어지면 이 댐이 무너진 것과 같습니다.
식후에는 혈당이 치솟아 심장이 힘들고,
공복에는 기운이 빠져 심장이 놀랍니다.
심장을 편안하게 하고 싶다면,
계단을 올라 허벅지라는 댐을 높이 쌓으십시오.
그 두꺼운 근육 속에 당신의 심장을 지킬 에너지가 저장됩니다.

내려오는 길이 더 중요하다

많은 분이 계단 오르기는 운동이 되지만,
내려가는 건 관절만 상한다고 생각합니다.
하지만 천천히, 제대로만 내려온다면 그 어떤 운동보다
훌륭한 재활이 됩니다.
계단을 내려올 때 우리 다리 근육은 늘어나면서
체중을 버티는 일을 합니다.
이것을 '신장성 수축'이라고 하는데,
근육이 가장 많은 에너지를 쓰고
단단해지는 순간이 바로 이때입니다.
나이가 들수록 중요한 것은 치고 나가는 힘이 아니라
'균형을 잡고 버티는 힘'입니다.
넘어지지 않게 균형을 잡고,
흔들리는 심장을 받쳐주는 그 힘이 바로
내려오는 동작에서 만들어집니다.
터벅터벅 내려오지 말고,
근육으로 꾹꾹 눌러 밟으며 천천히 내려오세요.
무릎이 흔들리지 않게 집중하는 그 순간,
심장과 근육은 동시에 강해집니다.

매일 하루, 중력을 거스르는 힘

우리는 지구에 살고 있습니다.
가만히 있으면 모든 것은 아래로 떨어집니다.
피부는 처지고, 근육은 늘어지고, 혈액은 다리로 쏠립니다.
자연의 법칙은 우리를 끊임없이 바닥으로, 편안함으로,
그리고 무질서로 끌어당깁니다.
이것이 노화이고,
이것이 엔트로피 법칙입니다.
계단을 오른다는 것은 이 거대한 자연의 힘에
온몸으로 저항하는 행위입니다.
한 발을 들어 올려 위쪽 계단을 밟는 순간,
당신은 중력을 거스르고 있는 것입니다.
이것은 단순한 근력 운동이 아닙니다.
아래로만 흐르려는 내 몸의 나태함에 반기를 들고,
스스로 에너지를 써서 몸의 질서를
다시 세우는 '생명의 선언'입니다.

무질서한 일상에 정렬을 만드십시오

현대인의 하루는 무질서합니다.
불규칙한 식사, 쏟아지는 정보, 흐트러진 자세.

이 혼란 속에서 계단 오르기는

가장 단순하고 명쾌한 '정렬(Alignment)'을 선물합니다.

계단을 오르려면 머리를 들고, 시선은 정면을 향해야 하며,

호흡은 발걸음의 박자에 맞춰야 합니다.

왼발, 오른발, 숨을 들이마시고, 내쉬고.

이 단순한 반복 속에서 흩어졌던 몸의 중심이 잡히고,

복잡했던 머릿속이 정리됩니다.

무너진 자세가 바로 서고, 아래로 쏠렸던

피가 힘차게 심장으로 솟구쳐 오릅니다.

그것은 혼란스러운 하루 속에 박는 '단단한 기둥'과 같습니다.

오늘 계단을 오르셨나요?

그렇다면 당신은 중력에 굴복하지 않았습니다.

당신은 오늘 하루,

무질서해지려는 몸을 일으켜 세워 스스로

삶의 리듬을 만든 것입니다.

심장은 그 거스르는 힘 속에서

가장 강인하게 박동합니다.

첫 번째 도미노만 세우면 된다

중력을 거스르는 일이 위대하다는 건 알지만,

막상 실천하려니 몸이 천근만근입니다.

계단을 오르기로 마음먹었을 때 가장 높은 벽은

10층 높이의 계단이 아닙니다.

바로 운동화 끈을 매고 현관문을 나서는 '시작의 1초'입니다.

하지만 걱정하지 마십시오.

일단 계단 한 칸에 발을 올리기만 하면,

그다음은 훨씬 쉬워집니다.

우리 몸에는 '움직임의 관성'이 있기 때문입니다.

정지해 있을 때는 꼼짝도 안 하려 하지만,

일단 피가 돌기 시작하면

심장은 기분 좋은 리듬을 타며 스스로 다음 발걸음을 요구합니다.

한 층만 오르면 나머지는 저절로

저는 이것을 '첫 번째 도미노의 힘'이라고 부릅니다.

수백 개의 도미노를 다 쓰러뜨리려 애쓸 필요 없습니다.

맨 앞에 있는 딱 하나,

그 첫 번째 도미노만 톡 건드리면 나머지는

알아서 와르르 쓰러집니다.

그러니 부담 갖지 마십시오.

꼭대기까지 갈 필요도 없습니다.

"운동을 못 하겠다면, 딱 한 층만 오르세요.
거기서 첫 번째 도미노를 세우면 됩니다."
나머지는 돌아가는 도미노처럼,
당신의 몸이 알아서 해낼 것입니다.

계단이 심장을 젊게 만든다

매일 같은 시간,
계단을 오르면 몸은 그 리듬을 기억합니다.
첫날은 심장이 터질 듯 쿵쾅거리고 다리가 후들거릴 것입니다.
하지만 며칠만 지나보세요.
거짓말처럼 같은 층수에서 숨이 차지 않고,
심장이 차분하게 뛰는 것을 느끼게 될 것입니다.
그건 몸이 요령을 피우는 게 아닙니다.
당신의 심장이 단련된 것입니다.
심장이 한 번에 피를 더 효율적으로 쏘아 올리는 법을 배우고,
폐가 호흡을 조절하는 능력을 터득한 것입니다.
어제는 힘들었던 계단이 오늘은 편안하다면,
당신의 심장은 그만큼 젊어진 것입니다.
계단은 당신의 심장이 성장하는 과정을 보여주는
가장 정직한 눈금입니다.

✐ 오늘의 심장 메모: 첫 번째 도미노 – 계단 한 칸이면 충분하다.

심장은 거창한 운동 목표보다,

매일 무심코 내딛는 첫 번째 한 걸음을 기억합니다.

계단 첫 칸에 발을 올리는 그 짧은 순간,

몸은 이미 중력을 거스르는 리듬을 되찾기 시작합니다.

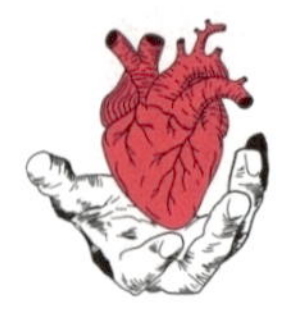

운동을 하고 나면 식습관은 저절로 바뀐다:
두 번째 도미노의 힘

많은 분이 다이어트를 결심하면 '식단'부터 짭니다.

냉장고를 비우고,

닭가슴살을 주문하고,

배고픔을 참으려 애씁니다.

하지만 이 방식은 며칠 못 가 실패합니다.

억지로 참는 것은 의지력의 문제이기 때문입니다.

하지만 '운동'이라는 첫 번째 도미노를 먼저 쓰러뜨리면

이야기가 달라집니다.

운동을 하고 나면 우리 몸은 아주 똑똑해집니다.

몸은 헛된 칼로리를 원하지 않는다

아침에 땀 흘려 운동하고 나서,
달고 기름진 도넛이나 라면이 당기던가요?
아닙니다.
운동으로 심장을 뛰게 하고 나면,
우리 몸은 본능적으로 '진짜 연료'를 원합니다.
갈증을 해소할 시원한 물,
근육을 채워줄 건강한 단백질,
신선한 채소가 당기게 됩니다.
이것은 머리로 생각해서가 아닙니다.
깨어난 세포들이 "지금은 쓰레기가 아니라,
나를 회복시킬 영양분이 필요해!"라고
뇌에 신호를 보내기 때문입니다.

가짜 식욕이 사라지는 마법

운동은 가짜 식욕을 잠재우는 가장 강력한 식욕 억제제입니다.
우리가 스트레스를 받을 때 단것을 찾는 이유는
코르티솔 수치가 높아져 뇌가 불안하기 때문입니다.
그런데 10분만 걸어도 코르티솔 수치는 떨어지고,
기분을 좋게 하는 도파민이 나옵니다.

뇌가 이미 운동을 통해 보상받았기 때문에,
굳이 설탕이나 밀가루로 가짜 위로를
받을 필요가 없어지는 것입니다.

참는 게 아니라, 달라지는 것이다

억지로 식욕을 참는 괴로움은 없습니다.
운동을 먼저 시작하면,
입맛이 자연스럽게 변합니다.
자극적인 맛보다 재료 본연의 맛이 좋아지고,
과식하면 몸이 무겁다는 걸 예민하게 감지하게 됩니다.
첫 번째 도미노(운동)가 넘어가면,
두 번째 도미노(건강한 식사)는 손대지 않아도 알아서 넘어갑니다.
이것이 몸의 순리입니다.

✎ 오늘의 심장 메모:

두 번째 도미노 - 입맛은 운동하면 저절로 바뀐다.

운동 후 마시는 시원한 물 한 잔의 달콤함을 느껴보세요.
그 순간 당신의 몸은 이미 가공식품보다
자연의 음식을 더 사랑하게 되었습니다.

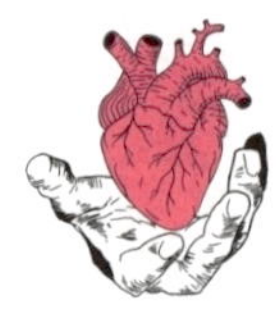

낮이 건강하면 잠은 알아서 온다: 세 번째 도미노의 힘

"오늘 밤은 잘 잘 수 있을까?"

불면증으로 괴로워하는 분들은 밤마다 잠과 전쟁을 치릅니다.

하지만 잠은 노력해서 얻는 게 아닙니다.

잠은 하루의 '성적표'와 같습니다.

낮을 어떻게 보냈느냐에 따라 밤은 자동으로 결정됩니다.

운동과 식사가 만든 '수면 압력'

앞서 우리는 두 개의 도미노를 쓰러뜨렸습니다.

운동과 식사.

아침과 낮에 심장을 뛰게 하여 에너지를 태웠습니다.
가벼운 음식으로 위장에 부담을 주지 않았습니다.
이 두 가지가 선행되면,
밤이 되었을 때 우리 몸에는 건강한 피로감,
즉 '수면 압력'이 차오릅니다.
낮 동안 활활 타오른 엔진(심장)은 밤이 되면 열기를 식히기 위해
스스로 전원을 끄려 합니다.
이때 찾아오는 것이 바로 꿀잠입니다.

소화가 끝나야 잠이 온다

반대로 운동하지 않아 에너지가 남아돌고,
저녁에 과식해서 위장이 꽉 차 있다면 어떻게 될까요?
심장은 위장에 피를 보내느라 바쁘고,
뇌는 남은 에너지를 처리하느라 각성 상태를 유지합니다.
당연히 잠이 올 리가 없습니다.
세 번째 도미노(수면)가 넘어가지 않는 이유는,
앞선 도미노들이 꼿꼿이 서 있기 때문입니다.

리듬이 만드는 완벽한 하루

잘 자려고 애쓰지 마십시오.

대신 낮에 부지런히 움직이고,

저녁을 가볍게 드십시오.

해가 지고 어둠이 깔리면,

당신의 몸은 저절로 눕고 싶어질 것입니다.

베개에 머리를 대자마자 10분 안에 잠드는 축복.

그것은 운 좋은 사람의 특권이 아니라,

몸의 리듬을 지킨 사람에게 주어지는 당연한 보상입니다.

운동, 식사, 그리고 수면.

이 세 개의 도미노가 차례로 쓰러질 때,

당신의 심장은 비로소 완벽한 회복의 시간을 맞이합니다.

오늘의 심장 메모:

세 번째 도미노 - 잠은 잡으러 가는 게 아니라, 찾아오는 것이다.

오늘 낮에 흘린 땀방울과 가벼운 저녁 식사가
당신의 밤을 지켜줍니다.
하루의 도미노를 완성한 당신,
오늘 밤은 분명히 푹 잘 것입니다.

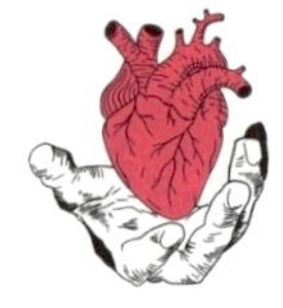

시작이 두려운 사람들을 위한 실천 전략

앞서 우리는 운동이 식사와 수면까지 바꾸는
첫 번째 도미노라는 것을 알았습니다.
하지만 막상 실천하려니 겁부터 나는 분들이 계십니다.
"선생님, 저는 조금만 걸어도 가슴이 벌렁거리고 숨이 차요.
이러다 큰일 나는 거 아닐까요?"
오랫동안 운동을 쉬었거나 심장이 약해진 분들은
심장이 뛰는 느낌 자체를 공포로 받아들입니다.
그 두근거림을 몸이 보내는 위험 경고라고 오해하기 때문입니다.
하지만 저는 단호하게 말씀드립니다.
"그건 하지 말라는 경고가 아닙니다.

잠들어 있던 몸이 깨어나고 있다는 신호입니다.
이제 이 리듬에 익숙해지라는 긍정적인 신호입니다."

두려움은 몸의 경고가 아니라, 회복의 시작이다

운동을 시작할 때 느껴지는 숨참, 두근거림, 근육의 당김.
이것은 마치 오랫동안 창고에 방치했던 기계에
전원을 켜는 것과 같습니다.
녹슨 톱니바퀴가 처음 돌아가려니 삐거덕거리고
소음이 나는 것은 당연한 이치입니다.
많은 분이 이 삐거덕거리는 소리에 놀라 다시 전원을 꺼버립니다.
하지만 이 시기를 피하면
기계는 영원히 녹슨 채로 남게 됩니다.
움직여야 피가 돌고, 피가 돌아야 심장이 살아납니다.
가슴이 뛸 때 두려워하지 마십시오.
"아, 내 심장이 고장 난 게 아니라,
오랜만에 일을 하느라 워밍업을 하고 있구나."
이렇게 해석을 바꾸는 순간,
공포는 사라지고 몸은 금세 새로운 리듬에 적응하기 시작합니다.
불편함은 몸이 바뀌고 있다는 가장 확실한 증거입니다.

작게 시작해도 충분하다

그래도 두렵다면,

아주 작게 시작하면 됩니다.

운동은 꼭 땀이 비 오듯 쏟아지고

숨이 턱까지 차야만 하는 것이 아닙니다.

거실을 천천히 걷는 것,

설거지하면서 발뒤꿈치를 들었다 놓는 것,

소파에 앉아 다리를 쭉 펴고 버티는 것.

심장은 이 모든 움직임을 운동으로 인식합니다.

특히 우리 몸의 엔진인 허벅지와 엉덩이 근육을 쓰는 동작은

작게 해도 효과가 큽니다.

에베레스트를 오를 필요 없습니다.

동네 어귀까지만 갔다가 돌아와도 좋고,

계단 딱 한 층만 올랐다가 내려와도 좋습니다.

심장은 운동의 강도가 아니라 신호를 봅니다.

그 사소한 한 걸음이 심장에게는

"살아나라, 뛰어라"라는 강력한 주문이 되어 전달됩니다.

지루한 시기가 진짜 회복의 시간이다

많은 분이 운동을 시작하고

일주일도 안 돼서 실망합니다.

“힘들게 걸었는데 몸무게도 그대로고,

체력도 좋아진 것 같지 않아요.”

하지만 겉으로 변화가 없어 보이는 바로 그 시기,

당신의 몸속에서는 천지개벽이 일어나고 있습니다.

막혀 있던 모세혈관이 뚫리고,

끊어졌던 신경망이 연결되고,

심장 근육이 리모델링되고 있는 중입니다.

공사 가림막 뒤에서 건물이 올라가듯,

단지 겉으로 드러나지 않을 뿐입니다.

포기하지 않고 계속하다 보면 어느 날 문득,

계단을 오르는데 숨이 덜 차다고 느껴지는 순간이 반드시 옵니다.

그때가 바로 몸의 내부 공사가 끝났다는 신호입니다.

지루함을 견디는 그 시간이 진짜 회복의 시간입니다.

꾸준함이 두려움을 이긴다

운동의 핵심은 한 번의 강도가 아니라 빈도입니다.

그리고 꾸준함입니다.

처음에는 심장 소리가 귀에 들릴 만큼 무섭고

몸이 내 맘 같지 않아도,

그저 오늘 하루의 분량을 채우면 됩니다.

하루 한 번이라도 움직이면 몸은 그 시간을 기억합니다.

피가 돌았던 길,

심장이 뛰었던 박자,

근육이 버텼던 힘.

이 기억들이 차곡차곡 쌓여서 막연한 두려움을 밀어냅니다.

꾸준히 반복하면 뇌는 운동을 특별한 이벤트가 아니라,

밥 먹고 양치하는 것처럼 자연스러운 일상으로 받아들입니다.

"운동을 무서워하지 마세요.

몸이 기억하게 만들면, 두려움은 저절로 사라집니다."

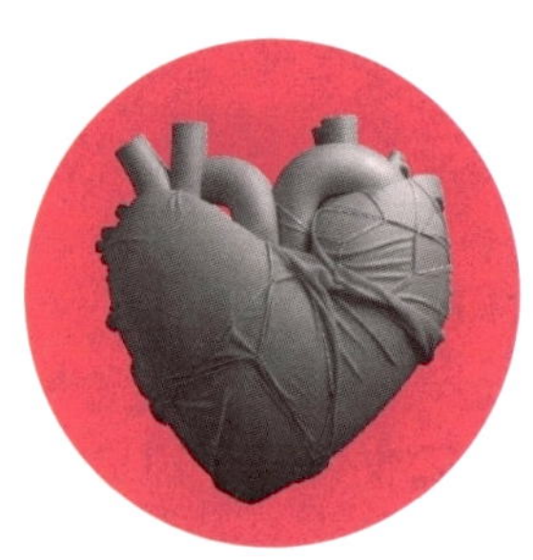

오늘의 심장 메모: 두려움 이기기

운동할 때 가슴이 뛰는 건 두려울 일이 아니라,
심장이 살아있다는 증거입니다.
몸은 반복을 기억합니다.
작게, 천천히, 그러나 꾸준히 움직이면 심장은
결국 그 리듬을 즐기게 됩니다.

Part 6

심장을 살리는 음식과 망치는 음식

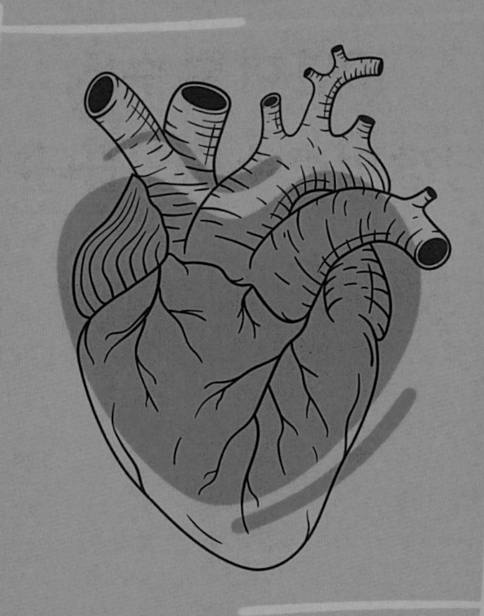

운동으로 잠든 심장을 깨웠다면,
이제 연료를 채울 차례입니다.
아무리 좋은 스포츠카도
불량 휘발유를 넣으면 망가지듯,
심장도 무엇을 먹느냐에 따라
10년 더 뛸 수도,
당장 멈출 수도 있습니다.

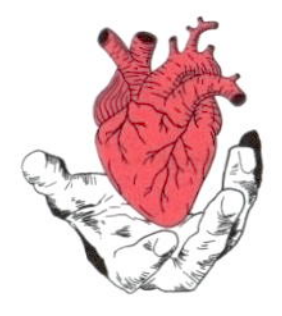

진짜 음식이 심장을 살린다:
자연이 만든 연료

심장은 피를 돌리는 펌프이자 온몸의 에너지를 받아
다시 생명력으로 쏘아 올리는 발전소입니다.
발전소에 불량 연료를 넣으면 기계가 망가지듯,
우리가 매일 먹는 음식이 가짜라면
심장은 고장 날 수밖에 없습니다.

신선한 것이 곧 약이다

심장은 까다로운 미식가입니다.
공장에서 찍어낸 가공식품, 인스턴트, 인공감미료 같은

죽은 음식을 싫어합니다.
이런 음식은 에너지가 되기는커녕 혈관을 막는 독소가 됩니다.
심장이 좋아하는 연료는 살아있는 음식입니다.
흙에서 갓 뽑은 무,
햇빛을 머금은 애호박,
제철을 맞은 시금치.
이런 신선한 채소들은 몸속에서 따뜻한 온기를 만들어냅니다.
그 온기가 기혈을 돌리고 메마른 진액을 채워
과열된 심장을 식혀줍니다.
음식이 곧 피가 된다는 말은 진리입니다.
맑은 음식을 먹어야 맑은 피가 만들어지고,
피가 맑아야 심장이 웃습니다.

'무엇을'보다 중요한 건 '어떻게'

많은 분이 "심장에 좋은 슈퍼푸드가 뭔가요?"라고 묻습니다.
하지만 정답은 식재료가 아니라
내 몸의 반응에 있습니다.
먹고 나서 속이 편안한지,
머리가 맑은지,
잠이 잘 오는지.

이것이 진짜 건강식의 기준입니다.
위장이 긴장하면 심장도 같이 긴장합니다.
위장을 괴롭히는 기름진 야식,
딱딱하고 질긴 음식은 심장을 옥죄는 밧줄과 같습니다.
잘 씹히고, 부드럽게 넘어가며, 소화가 잘되는 순한 밥상.
이것이 심장 치유의 시작점입니다.

보양식의 재정의: 뜨거움이 아니라 균형

보양의 핵심은
'뜨겁게 밀어붙이는 것'이 아니라
기운을 돌리고, 수분과 진액의 균형을 회복하는 것입니다.
몸에 부담을 주지 않으면서
소화가 잘되고,
먹고 난 뒤 가슴이 답답해지지 않는 음식.
그런 밥상이 심장에는 더 도움이 됩니다.
들깨미역국, 콩국처럼
부드럽고 진액을 보충해주는 음식은
심장을 흥분시키지 않으면서
지친 기운을 차분히 되돌려줍니다.
심장은 펄펄 끓는 열탕보다,

서서히 온기를 회복시키는

은근한 온탕을 좋아합니다.

과일은 씹어 먹는 보석이다

당뇨 걱정 때문에 과일을 피하시나요?

자연 상태의 과일은 죄가 없습니다.

과일 속 섬유질이 당 흡수 속도를 조절해주기 때문입니다.

문제는 갈아 마시는 것입니다.

믹서기에 가는 순간 섬유질은 파괴되고,

과일은 설탕물 폭탄으로 변해 심장을 공격합니다.

껍질째 아삭아삭 씹어 드세요.

그때 터져 나오는 과즙이야말로

심장 세포를 지켜주는 천연 항산화제입니다.

✎ 오늘의 심장 메모: 신선한 것을, 천천히, 감사히 먹기.

오늘 한 끼는 편의점 도시락 대신,
재료의 형체가 살아있는 음식을 선택하세요.
그리고 천천히 씹어보세요.
입안 가득 퍼지는 자연의 맛이 당신의 심장을
가장 깊은 곳에서부터 위로합니다.

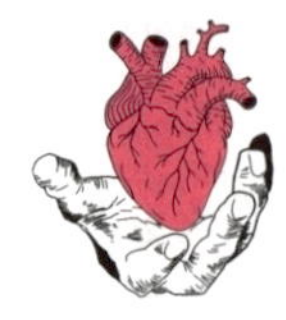

순환의 연료:
물과 소금의 황금 비율

심장은 피를 돌리는 엔진입니다.
혈액의 절반 이상을 차지하는 혈장은 90% 이상이 물이며,
0.9%의 소금(염분)을 포함하고 있습니다
물과 소금, 이 두 가지가 균형을 잃으면
아무리 좋은 엔진(심장)도 돌아가지 않습니다.

물만 마시면 독이 된다?

"물 많이 마시라는데, 저는 물만 마시면
속이 울렁거리고 붓기만 해요."

이런 분들은 물이 부족한 게 아니라
순환력이 부족한 것입니다.
심장의 펌프질이 약해서 물을 세포까지 밀어 넣지 못하니,
물이 혈관 밖으로 새어 나와 퉁퉁 붓는 것입니다(수독, 水毒).
이때는 무작정 물을 마실 게 아니라,
물을 잡아줄 접착제가 필요합니다.
바로 소금입니다.

소금은 물을 붙잡는 자석이다

저염식이 건강의 정석처럼 여겨지지만,
심장이 약하고 저혈압인 사람에게 무염식은 위험합니다.
소금(나트륨)은 물을 혈관 속에 붙잡아두는 자석 역할을 합니다.
소금기가 너무 없으면,
물을 아무리 마셔도 소변으로 다 빠져나가 버립니다.
혈액량이 줄어드니 심장은 피를 돌리기 위해
더 빨리 뛰어야 하고(빈맥),
결국 탈진합니다.

기적의 비율: 물 500ml + 소금 3g

특히 아침에 일어났을 때,
우리 몸은 밤새 수분이 빠져나가 뻑뻑한 상태입니다.
이때 맹물보다는 우리 체액 농도와 비슷한
연한 소금물이 보약입니다.

따뜻한 물 500ml + 용융소금 혹은 천일염 3g(두세 꼬집)

이 물을 아침 공복에 1시간 동안 천천히 나눠 마셔보세요.
위장에 부담 없이 쑥 흡수되어,
밤새 끈적해진 피를 묽게 만들고
심장을 부드럽게 깨워줍니다.

커피는 물이 아니다

갈증 난다고 아이스 아메리카노를 벌컥벌컥 드시나요?
그건 물을 마시는 게 아니라 내다 버리는 행위입니다.
카페인의 강력한 이뇨 작용 때문에,
마신 커피의 2배에 달하는 수분이 몸 밖으로 빠져나갑니다.
입이 마르고 가슴이 뛴다면,
커피 잔을 내려놓고 소금 한 꼬집을 입에 넣은 뒤
따뜻한 물을 드세요.

순환이 되면 몸은 따뜻해진다

아침에 소금물을 마시고,

점심 먹고 10분만 걸어보세요.

물이 채워지고 다리 근육이 펌프질을 하면,

손발 끝까지 따뜻한 피가 돕니다.

얼굴색이 돌아오고 붓기가 빠집니다.

이것이 진짜 순환입니다.

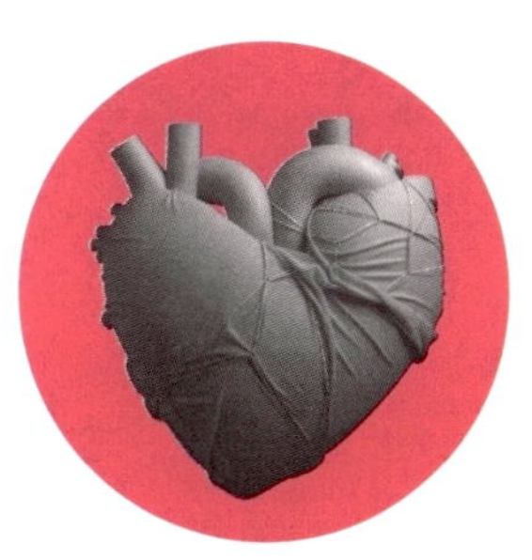

오늘의 심장 메모: 아침을 여는 소금물

내일 아침엔 맹물 대신
소금 두 꼬집을 타서 드셔보세요.
짭짤하면서도 달큰한 그 물이,
당신의 메마른 혈관을 채우는
생명의 수액이 됩니다.

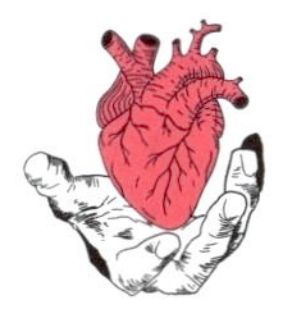

커피는 심장의 순환과 리듬을 교란하는 불청객이다

아침에 눈을 뜨자마자 찾는 커피 한 잔.
우리에게는 하루를 여는 위로이자 활력소입니다.
하지만 이 향긋한 습관이 어느 순간
심장의 박자를 훔쳐가는 도둑이 될 수 있습니다.
커피는 단순한 각성제가 아니라,
자율신경의 저울을 흔드는 강력한 신호이기 때문입니다.

카페인은 에너지를 '가불'하는 것이다

피곤할 때 커피를 마시면 눈이 번쩍 뜨입니다.

힘이 솟는 것 같습니다.

하지만 착각입니다.

커피는 에너지를 새로 만들어내는 연료가 아닙니다.

카페인은 뇌가 "피곤해, 쉬고 싶어"라고

보내는 신호를 강제로 차단합니다.

뇌는 쌩쌩하다고 착각하지만,

몸은 여전히 지쳐 있습니다.

이때 심장은 억지로 채찍질을 당해 속도를 높입니다.

교감신경이 과열되고,

혈압이 오르며,

맥박이 불규칙해집니다.

결국 커피로 얻은 활력은

내일 쓸 에너지를 미리 끌어다 쓴 빚입니다.

오후가 되면 더 큰 피로가 몰려오고 밤잠을 설치는 것은,

빚을 갚으라는 몸의 독촉장입니다.

차가운 긴장, 위장이 굳는다

커피를 마시면 속이 쓰리거나

손발이 차가워지는 분들이 있습니다.

카페인이 위산 분비를 촉진하고

말초 혈관을 수축시키기 때문입니다.
특히 공복 커피는 최악입니다.
빈속에 위산이 쏟아져 나오면 위벽이 헐고,
위장이 긴장하면 심장도 덩달아 쫄아듭니다.
뇌는 깨웠을지 몰라도,
심장과 위장은 차갑게 얼어붙는 것입니다.

줄이면 비로소 보이는 것들

커피를 줄이면 처음 며칠은
머리가 띵하고 무기력할 수 있습니다.
금단 현상이 아니라,
자율신경이 제자리를 찾아가는 과정입니다.
이 고비를 넘기면 놀라운 변화가 찾아옵니다.
밤에 한 번도 깨지 않고 푹 잡니다.
손발이 따뜻해지고 소화가 잘됩니다.
이유 없는 불안과 두근거림이 사라집니다.
한 번에 끊기 힘들다면
하루 한 잔에서 시작해 반 잔으로 줄이고,
이후에는 이틀에 한 잔으로 천천히 줄여보세요.
심장은 그 작은 배려에도 금세 편안함을 되찾습니다.

심장을 위한 따뜻한 대안

커피의 자극 대신 회복의 차를 선택해 보세요.

둥굴레차나 보리차 같은 곡차는 구수한 맛으로

위장을 편안하게 감싸고,

흥분된 심장을 차분히 가라앉혀 줍니다.

따뜻한 레몬수는 레몬의 은은한 산미가 간의 해독을 돕고

몸의 순환을 부드럽게 깨워줍니다.

커피가 심장을 뛰게 하는 채찍이라면,

따뜻한 차는 심장을 쓰다듬는 위로입니다.

오늘의 심장 메모: 커피 대신, 회복의 한 잔

내일 아침엔 습관적인 커피 대신
따뜻한 물이나 곡차를 드셔보세요.
짜릿한 각성 대신,
은은하게 퍼지는 평온함이 당신의 하루를
더 단단하게 지탱해줄 것입니다.

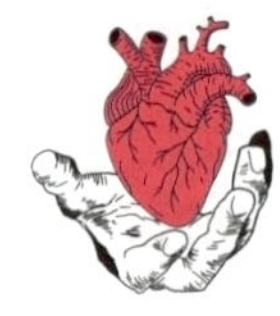

밀가루는 심장에 불을 지르는 기름이다

밀가루는 더 이상 단순한 곡물이 아닙니다.
현대인의 식탁에서 밀가루는 혈관을 긁어 상처를 내고,
심장을 서서히 옥죄는 만성 염증의 씨앗이 되었습니다.
이제는 '맛있는 별미'가 아니라 주의해야 할
약한 독으로 바라봐야 합니다.

하얀 가루의 배신: 혈당 롤러코스터

정제된 하얀 밀가루는
영양분인 껍질과 씨눈을 다 깎아내고 남은

순수 설탕 덩어리나 마찬가지입니다.
국수나 빵을 먹으면 혈당이 수직 상승합니다.
췌장은 기겁하며 인슐린을 쏟아붓고,
혈당은 다시 급격히 추락합니다.
이 롤러코스터를 탈 때마다 심장은 죽을 맛입니다.
오를 때는 피를 끈적하게 만들고,
내릴 때는 저혈당 공포로 심장을 쿵쾅거리게 만듭니다.
결국 혈관은 너덜너덜해지고 심장은 지쳐버립니다.

장이 뚫리면 심장도 뚫린다

밀가루 속 단백질인 글루텐은
장 점막을 느슨하게 만듭니다.
촘촘해야 할 장벽에 구멍이 뚫리면(장 누수 증후군),
그 틈으로 세균과 독소가 혈액으로 침투합니다.
이 독소들이 혈관을 타고 온몸을 돌며 염증을 일으킵니다.
피부가 뒤집어지고,
관절이 쑤시고,
무엇보다 심장 혈관에 염증 때가 낍니다.
밀가루가 심장병의 원인이 되는 이유입니다.

자연에는 없는 쾌락의 조합

자연계에 '달면서 기름진 음식'은 없습니다.
사과는 달지만 기름기가 없고,
호두는 기름지지만 달지 않죠.
하지만 빵, 케이크, 라면은 어떤가요?
탄수화물 + 설탕 + 지방이라는,
뇌가 미치도록 좋아하는
3박자를 완벽하게 갖추고 있습니다.
이것을 먹으면 뇌에서 도파민이 폭발합니다.
마약과 똑같은 기전입니다.
스트레스를 받으면 빵집으로 달려가는 이유가
내 의지가 약해서가 아니라,
뇌가 이미 중독되었기 때문입니다.

밀가루, 딱 일주일만 끊어보라

밀가루를 끊는 첫 3일은
금단 현상으로 괴로울 수 있습니다.
하지만 딱 일주일만 버텨보세요.
거짓말처럼 속이 편해지고,
아침에 얼굴 붓기가 사라집니다.

이유 모를 두근거림이 멈추고 잠이 깊어집니다.

이것은 마법이 아닙니다.

몸속의 불(염증)이 꺼지고,

피가 맑아지면서 심장이 제 기능을 찾은 것입니다.

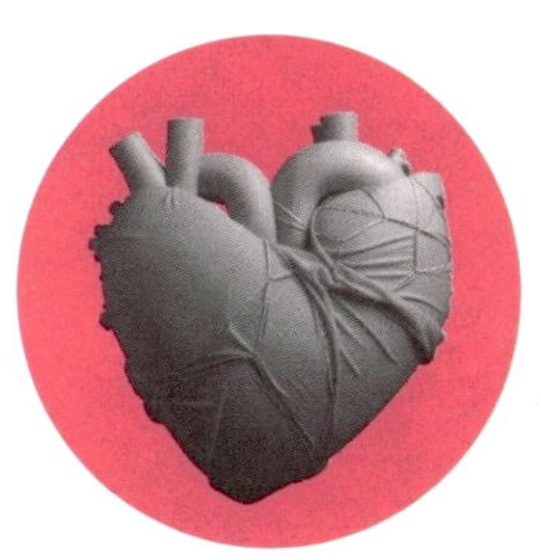

오늘의 심장 메모: 밀가루 단식 챌린지

거창하게 시작하지 마세요.
오늘 점심은 라면 대신 밥을,
빵 대신 고구마를 선택해 보세요.
그 작은 선택이 혈관의 염증을 끄고
심장의 부담을 덜어주는 최고의 처방입니다.

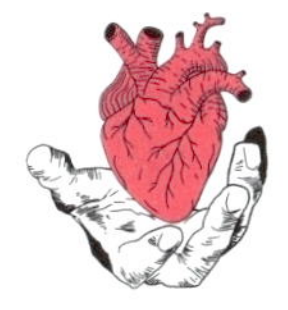

낮에 먹은 것들로 심장의 퇴근 시간이 정해진다

잠은 하루의 끝이 아닙니다.

심장의 퇴근 시간입니다.

하루 10만 번을 뛴 심장이

유일하게 박동 수를 낮추고

쉬는 시간이 바로 수면 시간입니다.

그런데 잠을 못 잔다는 건,

심장에게 "오늘 밤은 야근이야, 계속 뛰어"라고

명령하는 것과 같습니다.

이 야근 명령을 내리는 주범이

바로 우리가 '낮에 먹은 음식'들입니다.

뱃속이 비어야 심장이 쉰다

많은 분이 늦은 밤 야식의 유혹을 이기지 못합니다.
하지만 음식이 위장에 들어가는 순간,
심장은 비상 근무에 들어갑니다.
위장은 혼자 움직이지 않습니다.
음식을 소화하려면
막대한 양의 혈액이 위장으로 몰려가야 하고,
심장은 그 피를 대주기 위해 밤새 펌프질을 해야 합니다.
뇌는 잠들었을지 몰라도,
심장은 위장에 연료를 공급하느라
단 1분도 쉬지 못하는 것입니다.
자고 일어났는데도 몸이 무겁고 부어 있다면,
범인은 어젯밤 당신의 위장에 머물렀던 음식입니다.

잠들기 3시간 전, 금식의 법칙

심장을 퇴근시키려면
위장을 먼저 퇴근시켜야 합니다.
잠들기 최소 3시간 전에는
물 외에 아무것도 먹지 마십시오.
위장이 텅 비어 편안한 상태가 되어야

심장도 박동을 늦추고
깊은 휴식 모드(부교감신경 우위)로 들어갈 수 있습니다.
저녁을 가볍게 먹고 공복 상태로 잠드는 것.
이것이 심장에게 줄 수 있는 최고의 휴가입니다.

카페인과 설탕, 심장의 알람시계

낮에 마신 커피와 달콤한 디저트도
밤의 심장을 괴롭힙니다.
카페인은 섭취 후 8시간까지 혈액에 남아 심장을 자극합니다.
오후 2시 이후에 마신 커피는 밤 10시가 되어도
심장을 툭툭 건드리며
"자지 마, 깨어 있어"라고 신호를 보냅니다.
저녁에 먹은 과도한 당분 역시 혈당을 요동치게 만들어,
자다가 식은땀을 흘리거나 심장을 두근거리게 만듭니다.
낮에 무엇을 먹느냐가
밤에 심장이 쉴 수 있느냐를 결정합니다.
꿀잠은 밤이 아니라 낮에 만들어집니다.

깊은 잠이 최고의 심장약이다

우리가 깊은 잠(서파 수면)에 빠지면

마법 같은 치유가 일어납니다.

심박수는 평소보다 10~20회 떨어지고,

혈관은 느슨하게 확장되며,

낮 동안 과열된 심장의 엔진 열이 식습니다.

하루 6시간도 못 자는 사람이 심근경색이나

고혈압 위험이 높은 이유는 바로 이 때문입니다.

엔진을 식힐 시간이 없었던 겁니다.

잘 자는 것이 보약이라는 옛말이 있습니다.

하지만 심장에게 수면은 보약 이상입니다.

유일한 '정비 시간'이자 '수리 시간'입니다.

오늘의 심장 메모: 심장의 야근 금지

오늘 밤 11시,

모든 조명을 끄고 심장에게 퇴근을 허락하세요.

위장을 비우고 빛을 차단한 채 맞이하는 7시간의 숙면.

그 어떤 영양제보다 강력하게

당신의 심장을 재생시킵니다.

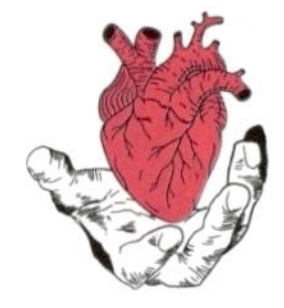

심장은 습관의 리듬 속에서 강해진다

심장은 근육 덩어리지만,
동시에 아주 예민한 리듬 악기입니다.
심장은 불규칙한 재즈보다
규칙적인 메트로놈 박자를 좋아합니다.
무엇을 먹고, 언제 자고, 얼마나 움직이는지.
당신의 하루 리듬이 곧 심장의 건강 성적표입니다.

아침의 첫 리듬: 부드러운 시동

아침 식사는 하루의 시동을 거는 행위입니다.

밤새 차가워진 엔진(위장과 심장)에

따뜻한 물 한 잔, 신선한 야채를 곁들인 계란, 사과 등을

조금씩 넣어주세요

이것은 "자, 이제 천천히 달려보자"라는 신호입니다.

반대로 아침을 굶거나 빈속에 찬 커피를 붓는 건,

엔진 예열도 없이 엑셀을 밟는 것과 같습니다.

하루의 시작이 삐걱대면 저녁까지 그 여파가 가서

심장을 피로하게 만듭니다.

음식의 리듬: 단순하고 신선하게

심장을 위한 식탁은 복잡할 필요가 없습니다.

'나쁜 것을 빼고, 진짜를 먹는 것.'

공장 음식을 멀리하고,

자연에서 온 신선한 재료를 드세요.

채소와 과일의 색깔 속에 숨겨진 항산화 성분은

혈관의 녹을 닦아내는 최고의 세정제입니다.

소금도 정제염 대신 미네랄이 살아있는 천일염을 쓰세요.

적절한 짠맛은 심장의 펌프질을 돕는 기폭제가 됩니다.

무엇을 먹을지 고민될 때는

'가장 자연에 가까운 것'을 선택하면 됩니다.

운동의 리듬: 뛰고 쉬는 박자

운동은 심장을 강하게 만들지만,
휴식이 동반되어야 완성됩니다.
운동할 때는 심박수를 높여 심장을 단련하고,
쉴 때는 심박수를 낮춰 회복을 돕습니다.
이 강약(强弱)의 리듬이 반복될 때
심장은 '스포츠 심장'처럼 강인해집니다.
하루 10분 걷기,
엘리베이터 대신 계단 이용하기.
이 작은 움직임들이 심장에 건강한 텐션을 줍니다.
몰아서 하는 운동보다,
매일 조금씩 심장을 뛰게 하는 것이 핵심입니다.

생활의 리듬을 설계하라

심장이 가장 싫어하는 것은 불규칙함입니다.
어제는 새벽 2시에 자고 오늘은 10시에 자는 것,
끼니를 거르다 폭식하는 것.
이런 생활은 심장을 늘 불안하게 만듭니다.
예측할 수 없는 상황에 대비해
심장은 계속 긴장해야 하기 때문입니다.

하루 세 번, 비슷한 시간에 드세요.

하루 10분, 낮에 햇볕을 쬐세요.

하루 10분, 꾸준히 걸으세요.

하루 7시간, 푹 주무세요.

이 지루해 보이는 루틴이 쌓여,

당신의 심장을 강철처럼 단단하게 만듭니다.

몸은 예측 가능한 리듬 속에서

가장 완벽하게 기능합니다.

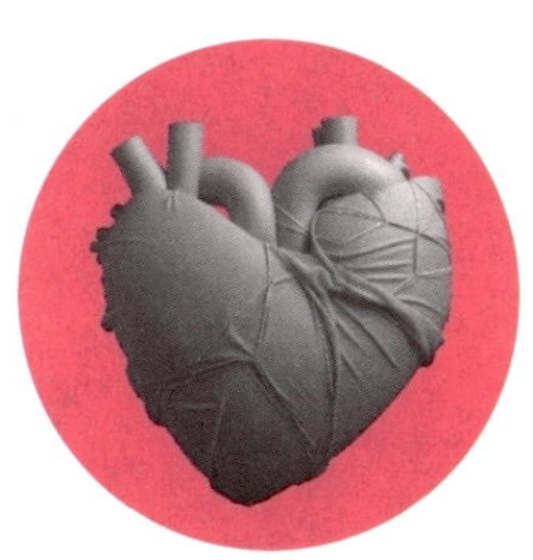

오늘의 심장 메모: 리듬이 곧 생명이다

심장은 강한 자극보다
일정한 리듬을 원합니다.
먹는 시간, 자는 시간, 움직이는 시간을 일정하게 맞추는 것.
이 단순한 리듬이 당신의 심장을
평생 지켜줄 가장 든든한 보험입니다.

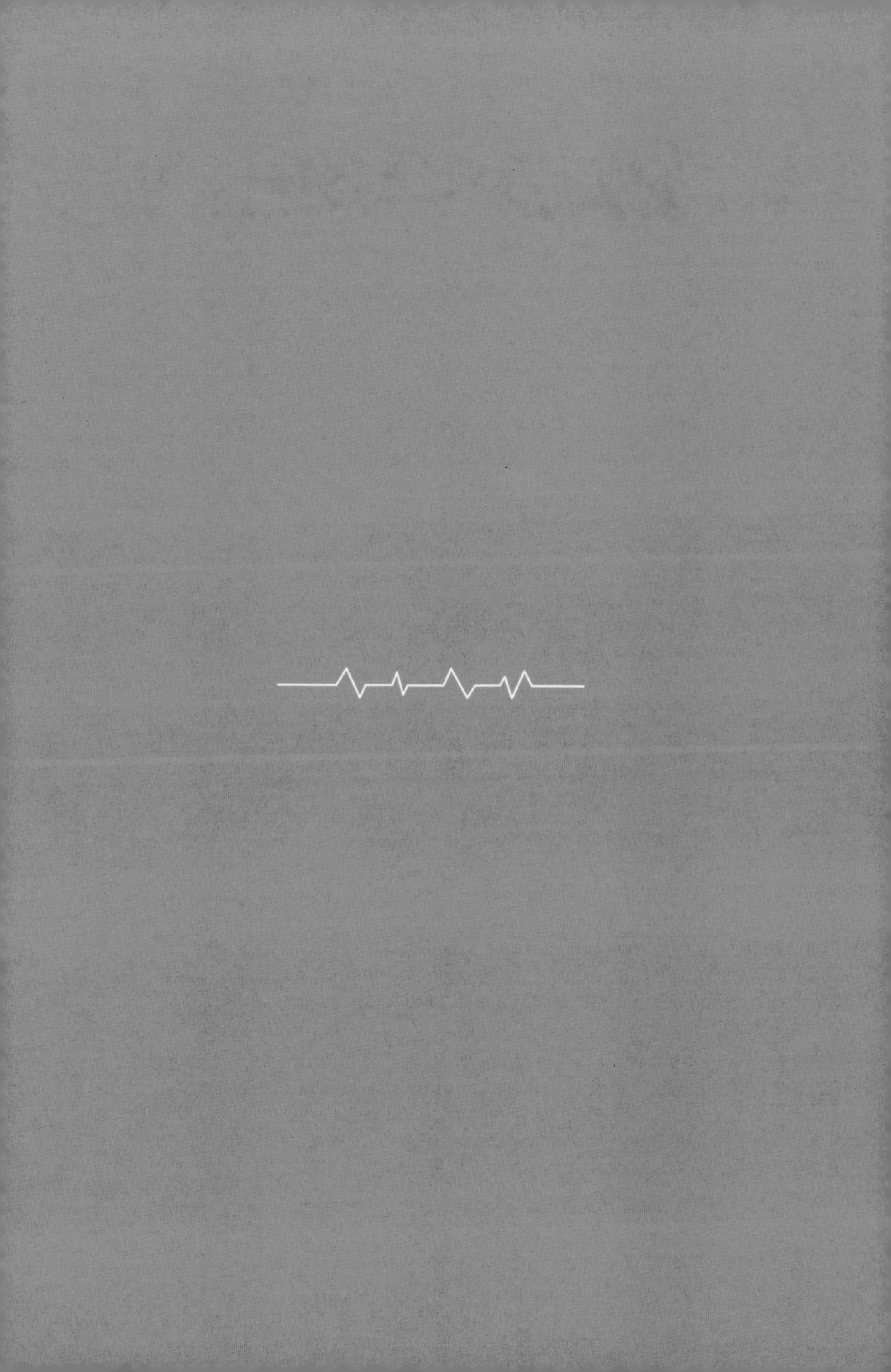

Part 7

스트레스 관리와 심장 보호법

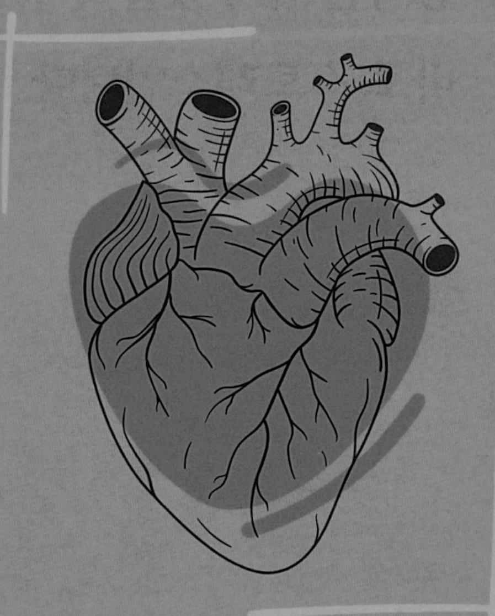

계단을 오르고, 좋은 음식을 먹고,
잠을 잘 자는 것만으로는 부족합니다.
이 모든 노력을 한순간에 무너뜨리는
강력한 적이 있습니다.
바로 스트레스입니다.

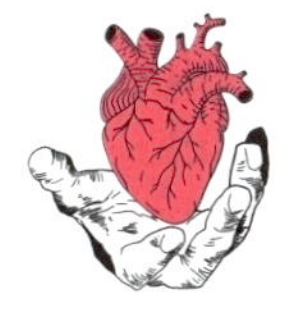

스트레스의 진짜 정의:
기분이 아니라 '무게'의 문제다

우리는 흔히 상사가 잔소리를 하거나,
차가 막히면 "아, 스트레스 받아!"라고 말합니다.
그래서 스트레스를 단순히 '기분 나쁜 감정'이나
'짜증' 정도로 생각하기 쉽습니다.
하지만 의학적으로, 그리고 물리학적으로
스트레스는 감정이 아닙니다.
'하중'과 '버티는 힘'의 싸움입니다.

내 심장이 1톤 트럭이라면?

심장을 트럭이라고 상상해 봅시다.
내 심장 트럭은 최대 1톤의 짐을 실을 수 있도록
설계되어 있습니다.
그런데 어느 날 갑자기 삶이 나에게
2톤짜리 짐(업무, 육아, 인간관계)을 싣습니다.
트럭은 어떻게 될까요?
바퀴는 눌리고, 프레임은 휘어지고,
엔진은 과열되어 굉음을 낼 것입니다.
바로 이 '초과된 1톤의 무게'.
내 능력을 벗어나서 나를 짓누르는 그 압력,
그것이 바로 스트레스의 진짜 정체입니다.

심장 그릇의 차이

똑같은 잔소리를 들어도 어떤 사람은
"뭐, 그럴 수도 있지" 하고 툭 털어버리는데,
어떤 사람은 밤새 이불을 킥하며 잠을 못 잡니다.
우리는 이걸 보고 "저 사람은 성격이 예민해"라고 말합니다.
성격 차이가 아닙니다.
'심장 그릇'의 차이입니다.

툭 털어버리는 사람의 심장은 5톤 트럭입니다.
잔소리 정도는 깃털처럼 가볍게 싣고 달립니다.
반면 잠 못 드는 사람의 심장은 0.5톤 트럭입니다.
작은 짐에도 차체가 흔들리고 엔진이 멈춥니다.
스트레스를 관리한다는 건,
짐을 줄이는 것(환경 변화)도 중요하지만,
내 트럭을 5톤짜리로 업그레이드하는 것(심장 강화)이
훨씬 근본적인 해결책입니다.

스트레스는 측정할 수 있다

의학에서는 '심박변이도'라는 지표로
스트레스를 측정합니다.
심장이 강한 사람은 같은 상황에서도
심박수 변화가 적고 빠르게 회복됩니다.
반면 심장이 약한 사람은 작은 자극에도
심박수가 크게 요동치고 회복이 느립니다.
이것이 바로 '트럭의 크기'를 수치로 보여주는 증거입니다.

오늘의 심장 메모: 내 그릇의 크기를 키워라

스트레스를 덜 받으려 애쓰지 마세요.

대신 스트레스를 감당할 수 있는 그릇을 키우세요.

심장이 강해지면 삶의 무게가 가벼워집니다."

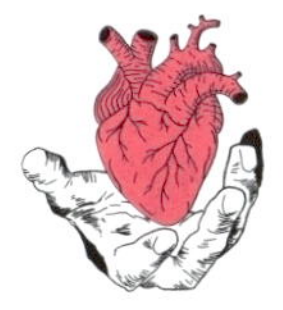

몸의 비상벨, 코르티솔의 두 얼굴

스트레스라는 짐이 트럭에 실리는 순간,
우리 몸은 비상사태를 선포합니다.
"주인님이 지금 감당 못 할 짐을 졌다! 빨리 비상 연료를 주입해!"
이때 뇌의 명령을 받고 부신에서 뿜어져 나오는 호르몬이
바로 '코르티솔(Cortisol)'입니다.

원시인의 슈퍼 파워 물약

코르티솔은 원래 아주 고마운 녀석입니다.
30만 년 전, 우리 조상이 숲에서 호랑이를 만났다고 칩시다.

살려면 미친 듯이 도망치거나 싸워야 합니다.
이때 코르티솔이 분비되면,
심장은 터질 듯이 뛰고,
혈당이 치솟으며,
근육에 피가 쏠립니다.
순식간에 초인적인 힘을 내게 해주는
'슈퍼 파워 물약'인 셈이죠.
덕분에 조상님은 호랑이를 피해 살아남았습니다.

현대인의 고금리 사채

문제는 21세기에 호랑이가 사라졌다는 겁니다.
대신 그 자리를
'카톡 알림', '대출 이자', '교통 체증'이 차지했습니다.
우리 뇌는 바보 같게도
카톡 알림을 호랑이로 착각합니다.
그래서 알림이 울릴 때마다 코르티솔을 뿜어냅니다.
여기서 치명적인 문제가 발생합니다.
코르티솔이 만들어내는 에너지는 공짜가 아닙니다.
내일 쓸 에너지, 모레 쓸 면역력, 10년 뒤에 쓸 노후 건강을
오늘로 미리 당겨다 쓰는 것입니다.

즉, '고금리 사채'와 같습니다.

몸의 파산 선고

호랑이를 만났을 때 한 번 사채를 쓰는 건 괜찮습니다.
살고 봐야 하니까요.
하지만 매일매일 출근길마다,
회의 때마다 사채(코르티솔)를 끌어다 쓰면 어떻게 될까요?
이자는 눈덩이처럼 불어나고,
결국 몸은 '파산'합니다.
혈관은 높은 압력에 너덜너덜해지고(고혈압),
피는 설탕물처럼 끈적해지며(당뇨),
면역 세포는 빚 갚느라 힘이 없어
암세포를 놓칩니다(암, 면역질환).
스트레스가 만병의 근원인 이유는,
당신이 매일 갚지도 못할
생명 에너지 대출을 받고 있기 때문입니다.

코르티솔의 역설: 너무 많아도, 너무 없어도 문제

만성 스트레스가 지속되면 부신이 지쳐서

코르티솔 분비가 오히려 줄어들기도 합니다.

이를 '부신 피로'라고 하는데,

아침에 일어나도

몸이 천근만근이고,

아무것도 하기 싫고,

커피 없이는 버틸 수 없는 상태가 됩니다.

이것은 부신이 백기를 든 것입니다.

"더 이상 비상 연료를 만들 수 없어요."

이 단계가 되면 회복에 몇 개월이 걸립니다.

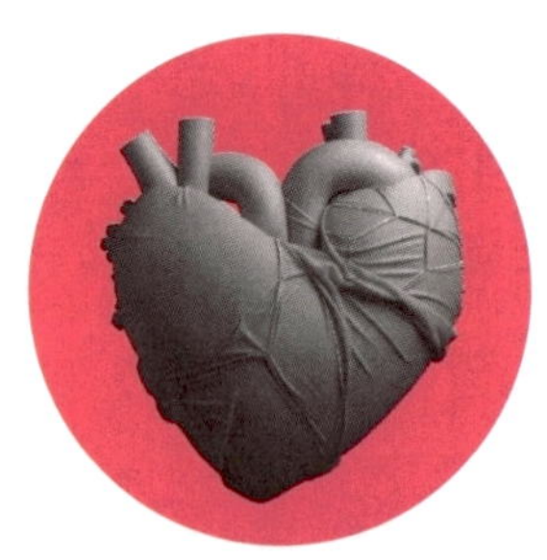

오늘의 심장 메모: 비상벨을 함부로 울리지 마라

오늘 당신을 화나게 한 그 일이
정말 생존이 달린 위기입니까?
뇌에게 물어보세요.
'이게 호랑이야, 아니면 그냥 스트레스야?'
비상벨은 진짜 위기를 위해 아껴두세요.

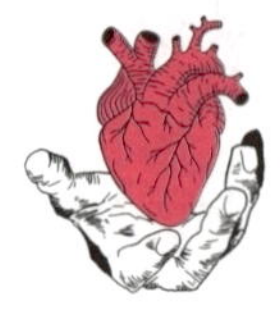

심장이 약하면
마음의 브레이크가 사라진다

건강한 심장은 '탄력'이 좋습니다.

스트레스를 받으면 쿵! 하고 뛰었다가도,

상황이 종료되면 고무줄처럼

금세 원래의 평온한 박동으로 돌아옵니다.

교감신경(액셀)이 꺼지고,

휴식을 담당하는 부교감신경(브레이크)이 즉시 작동하기 때문입니다.

오전 9시의 상사, 밤 11시의 심장

하지만 심장이 지친 사람은

이 브레이크 패드가 닳아버린 상태입니다.
상사에게 9시에 꾸중을 들었습니다.
상황은 10분에 끝났습니다.
그런데 밤 11시, 침대에 누웠는데도
심장은 억울하고 분해서 쿵쿵거립니다.
머리로는 "이제 자야지"라고 생각하는데,
몸은 여전히 상사 앞에 서 있는 것처럼
전투 태세를 풀지 못합니다.
이것이 바로 '자율신경 전환 능력'의 상실입니다.
낮에는 전쟁터(교감신경)에 있었더라도
밤에는 벙커(부교감신경)로 돌아와 쉬어야 하는데,
24시간 긴장된 채로 참호 속에 서 있게 됩니다.

고장 난 브레이크

"저는 왜 이렇게 뒤끝이 길고 소심할까요?"라며
자책하지 마세요.
그건 마음이 예민해서가 아닙니다.
심장의 브레이크가 고장 나서,
멈추고 싶어도 멈춰지지 않는 '기계적인 오작동'일 뿐입니다.
불면증, 불안장애, 공황장애.

이름은 다르지만 본질은 같습니다.
멈춰야 할 때 멈추지 못하는
폭주 기관차가 되어버린 것입니다.

브레이크를 고치는 유일한 방법

고장 난 브레이크는 어떻게 고칠까요?
역설적이게도 답은 '더 세게 밟기'입니다.
운동으로 심장을 강하게 뛰게 만들고,
그다음 완전히 쉬게 하는 훈련을 반복하는 것입니다.
이 과정에서 자율신경의 스위치 전환 능력이 회복됩니다.
뛸 때는 확실히 뛰고,
쉴 때는 확실히 쉬는 심장.
이것이 건강한 심장의 리듬입니다.
그리고 그 리듬을 되찾는 것이
바로 심장을 강하게 만드는 길입니다.

오늘의 심장 메모: 브레이크를 고치는 법

오늘 밤 잠이 안 온다면,

그건 낮에 충분히 뛰지 않았다는 신호입니다.

내일은 숨이 찰 때까지 몸을 움직이세요.

그래야 밤에 심장이 진짜 쉴 수 있습니다.

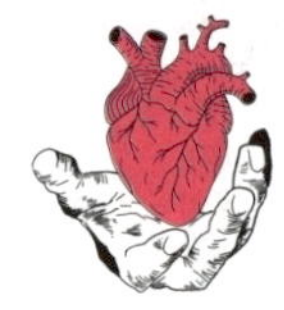

화(火)와 탐닉:
브레이크가 고장 난 심장의 폭주

브레이크가 고장 난 심장은

세 가지 극단적인 모습으로 폭주합니다.

걷잡을 수 없는 분노,

지독한 단맛 중독,

그리고 멈추지 않는 폭식.

이 세 가지는 다른 문제가 아닙니다.

장의 브레이크가 고장 나서 멈추지 못하는 하나의 병입니다.

분노는 내 몸에 꽂는 독약 주사다

화가 날 때 우리 몸에서는 무슨 일이 벌어질까요?
뇌는 즉시 비상벨을 울리고,
교감신경 스위치를 켭니다.
아드레날린과 코르티솔이 혈관으로 쏟아져 나오는데,
이것은 일종의 독약 주사와 같습니다.
심장은 터질 듯 뛰고,
혈압은 치솟아 혈관 내벽을 사포처럼 긁어댑니다.
한 번 화를 낼 때마다
심장은 100미터 전력 질주를 한 것 이상의 충격을 받습니다.
화를 자주 내는 것은,
남을 공격하기 위해 내 심장에
매일 독극물을 주입하는 것과 다르지 않습니다.

단맛의 달콤한 함정

스트레스를 받으면 뇌는 에너지를 태우라고 명령합니다.
이때 뇌가 가장 빨리 원하는 연료가 설탕입니다.
초콜릿, 믹스커피, 빵을 미친 듯이 찾게 되는 건
의지가 약해서가 아니라,
고장 난 엔진이 연료를 닥치는 대로 태우고 있기 때문입니다.

특히 단것의 유혹은 치명적입니다.

스트레스 받을 때 먹는 초콜릿은 순간적으로

혈당을 높여 뇌를 안심시킵니다.

“아, 살았다!”

하지만 이 위로는 30분을 넘기지 못합니다.

치솟았던 혈당은 인슐린 폭격으로 다시 곤두박질칩니다.

혈당이 떨어지면 기분은 더 우울해지고,

짜증은 더 심해지며,

심장은 저혈당 쇼크로 쿵쾅거립니다.

결국 또 단것을 찾는 ‘중독의 굴레’에 빠집니다.

폭식의 비밀

배가 부른데도 계속 먹습니다.

왜일까요?

음식이 들어가 위장이 꽉 차면,

몸은 소화를 위해 강제로 부교감신경을 켜야 합니다.

즉, 폭식은 고장 난 브레이크를 억지로 작동시키려는

몸의 처절한 몸부림입니다.

멈출 수 없는 불안을 음식으로 진정시키려는

자기 치료인 것입니다.

과열된 심장이 진액을 태운다

브레이크가 고장 난 채로 액셀을 계속 밟고 있는
자동차를 상상해 보십시오.
제자리에 서서 엔진만 미친 듯이
공회전을 하면 어떻게 될까요?
엔진은 펄펄 끓어오르고,
라디에이터의 냉각수는 증기가 되어 날아갈 것입니다.
우리 몸도 똑같습니다.
스트레스로 인해 심장이 쉬지 못하고
24시간 과열 상태로 뛰면,
심장의 열기를 식혀주던 우리 몸의 냉각수,
즉 '진액'이 바짝바짝 타들어 갑니다.
입이 바싹 마르고, 눈이 뻑뻑하고,
얼굴로 뜨거운 열이 확 오릅니다.
이것은 과열된 심장이 당신의 피와 진액을
땔감 삼아 태우고 있다는 화재 경보입니다.

화는 내가 마시는 독

진료실에서 만난 60대 환자분은 위장이
돌처럼 굳어 있었습니다.

"20년 전 집 나간 딸만 생각하면 자다가도 벌떡 일어나요."
그분의 심장은 20년 전의 분노 속에 갇혀,
단 하루도 쉬지 못하고 전투 중이었습니다.
"어머님, 딸을 용서하라는 게 아닙니다.
어머님 심장을 살리기 위해 그 독을 뱉어내셔야 합니다."
화해하고 마음을 내려놓은 뒤,
그분의 불면증과 위장병은 씻은 듯이 사라졌습니다.
화는 내가 마시는 독입니다.
남을 벌하겠다고 내가 독을 마시는 어리석음입니다.

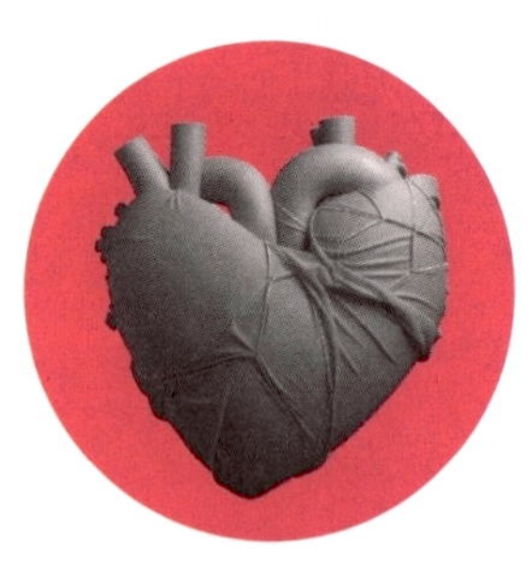

✎ 오늘의 심장 메모: 반응하지 말고 대응하라

화가 치밀거나 단것이 미친 듯이 당길 때,
즉각적으로 반응하면 심장은 망가집니다.
대신 대응하십시오.
누군가 나를 화나게 할 때, 초콜릿 봉지를 뜯고 싶을 때,
딱 3초의 틈을 가지세요.
깊게 숨을 한 번 들이마시는 그 짧은 틈.
이 작은 행동이 고장 난 브레이크를
수동으로 작동시키는 유일한 방법입니다.

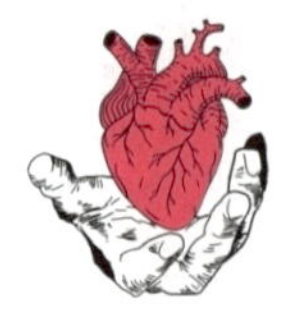

스트레스 신호 읽기: 내 몸이 보내는 경보들

우리 몸은 스트레스로 한계에 다다르면 다양한 신호를 보냅니다.
이 신호들을 무시하면 작은 불씨가 큰 화재로 번집니다.
심장이 보내는 SOS를 읽는 법을 배워야 합니다.

1단계 경보: 몸의 긴장 신호

- 어깨와 목이 돌처럼 굳는다
- 이를 악물거나 턱에 힘이 들어간다
- 한숨이 자주 나온다
- 사소한 일에 짜증이 난다

이 단계에서는 간단한 스트레칭이나
10분 걷기만으로도 해소됩니다.
하지만 이를 무시하고 계속 참으면
2단계로 넘어갑니다.

2단계 경보: 소화기계와 수면 장애

- 속이 더부룩하고 소화가 안 된다
- 잠들기 어렵거나 자주 깬다
- 아침에 일어나도 피곤하다
- 입맛이 없거나 반대로 폭식한다
- 두통이나 어지러움이 생긴다

이 단계는 몸이 비상사태를 선언한 것입니다.
일상의 작은 변화(산책, 호흡, 수면 루틴)로는 부족합니다.
운동 루틴을 시작하고, 스트레스 상황을
적극적으로 조정해야 합니다.

3단계 경보: 심각한 질병 신호

- 가슴이 답답하고 두근거린다

- 공황 증상이나 극심한 불안감
- 우울감이 2주 이상 지속된다
- 혈압이나 혈당이 급격히 변한다
- 면역력 저하로 자주 아프다

이 단계는 전문가의 도움이 필요합니다.
혼자 해결하려 하지 말고
의사나 심리 상담가를 찾아야 합니다.
동시에 생활 전반을 재설계해야 합니다.

신호를 포착하는 습관

하루에 세 번,
출근 후, 점심 후, 퇴근 전에 자신의 몸에게 물어보세요.
"지금 내 몸은 어떤 상태지?"
어깨는 굳어있는가?
숨은 얕은가?
턱에 힘이 들어가 있는가?
이 작은 점검만으로도 2단계, 3단계로
악화되는 것을 막을 수 있습니다.

오늘의 심장 메모: 경보가 울리면, 지금 하던 일을 멈춰라

당신의 어깨가 돌처럼 굳어있습니까?
그렇다면 이 문장을 읽다 말고 자리에서 일어나세요.
복도든 화장실이든,
10미터만 걸으세요.
"나중에"는 없습니다.
스트레스 1단계를 무시하는 순간,
2단계 편도 티켓을 끊는 것입니다.
경보가 들리는 바로 그 순간,
3초 안에 움직이세요.

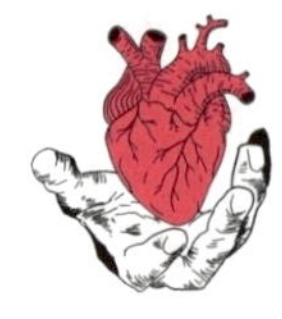

강한 심장은 스트레스를 튕겨낸다

그렇다면 심장이 강한 사람은 스트레스를 안 받을까요?

아닙니다.

그들도 똑같이 화가 나고 긴장합니다.

차이점은 회복 속도입니다.

심장력이 좋은 사람은 쾅 하고 충격을 받아도,

고무공처럼 빠르게 원래의 리듬으로 되돌아옵니다.

심장의 3단계 반응 메커니즘

우리 몸의 스트레스 대응 시스템을 3단계 경보로 나누어보면 그 차이가 명확해집니다.

1단계 - "비상! 비상!" (정상적인 생존 반응)

누구나 매일 겪는 단계입니다.
출근길에 차가 끼어들거나 마감 시간이 다가올 때,
뇌는 비상벨을 울립니다.
심장은 쿵쿵 뛰고 코르티솔이 분비됩니다.
이건 잘못된 게 아닙니다.
살아남기 위한 에너지 충전 상태입니다.

2단계 - "왜 안 꺼지지?" (만성 스트레스의 시작)

문제는 상황이 끝난 뒤입니다.
집에 왔는데도 비상벨이 꺼지지 않습니다.
심장이 약한 사람은 1단계에서 2단계로 넘어갑니다.
충격 흡수가 안 되니 작은 자극에도
벨이 계속 울리는 것입니다.
에너지는 독소가 되어 혈관을 공격하고,
잠을 설치게 만듭니다.

3단계 - "시스템 붕괴" (번아웃과 질병)

2단계가 몇 달, 몇 년 지속되면
결국 시스템이 망가집니다.

면역계가 무너지고, 심혈관 질환이 생기며,

마음의 병(우울, 공황)이 찾아옵니다.

이것이 우리가 두려워하는 만성 스트레스에 따른

만성 질환의 실체입니다.

강한 심장은 스트레스 1단계부터 끊어낸다

운동을 하는 사람,

즉 심장이 강한 사람은

2단계로 넘어가지 않습니다.

심장력이 좋은 사람은 쾅 하고 충격을 받아도(1단계),

고무공처럼 빠르게 튕겨냅니다.

상황이 종료되면 즉시 부교감신경이 켜지며

"상황 끝! 휴식 시작!"을 선언합니다.

이들은 스트레스를 몸에 축적하지 않고 흘려보냅니다.

심장의 펌프질이 힘차고

리듬이 안정적이기 때문에,

감정의 찌꺼기도 혈액순환과 함께

씻겨 내려가는 것입니다.

심장이 강해진다는 것은,

삶의 무게를 버티는 힘이 세진다는 뜻이며,

단계 경보에서 멈출 수 있는
'통제권'을 갖는다는 뜻입니다.

회복력이 곧 생존력이다

인생에서 스트레스를 피할 수는 없습니다.
하지만 회복력은 키울 수 있습니다.
넘어지지 않는 사람이 강한 게 아닙니다.
넘어져도 빨리 일어나는 사람이 강한 것입니다.
심장력이 바로 그 회복력의 핵심입니다.

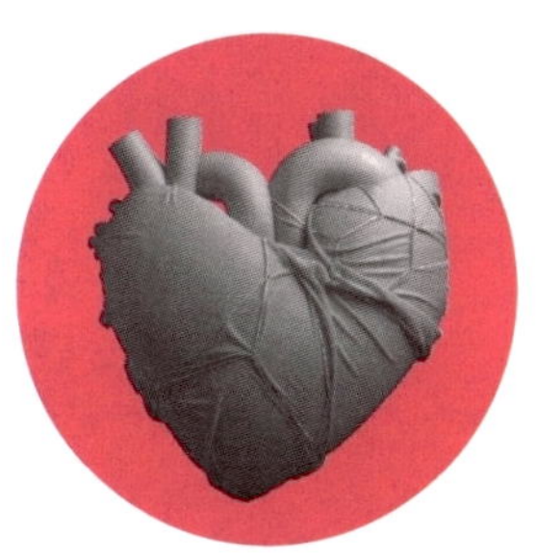

오늘의 심장 메모: 당신의 회복 속도를 재보라

화가 난 뒤, 그 감정을 언제까지 끌고 가나요?

저녁? 다음 날 아침? 일주일?

강한 심장은 상황이 끝나면 즉시 리셋됩니다.

오늘 한 번 관찰해 보세요.

짜증 난 일이 끝난 뒤에도

그 감정이 몸에 남아 있는지.

이것이 당신 심장의 현재 회복력입니다.

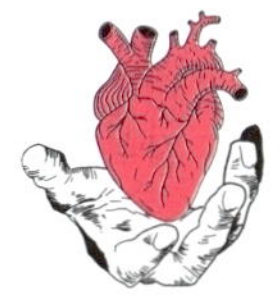

스트레스 해소의 실전 전략

이론은 충분히 이해했습니다.

이제 실제로 무엇을 해야 할까요?

스트레스 관리는 거창한 것이 아닙니다.

작지만 매일 반복할 수 있는 실천이 중요합니다.

전략 1: 운동으로 '강제 종료' 버튼을 누르라

현대인의 스트레스가 위험한 진짜 이유는

해소되지 못하고 몸 안에 갇히기 때문입니다.

화가 났는데 참아야 하고,

도망치고 싶은데 자리를 지켜야 합니다.
우리 몸은 도망치려고 에너지를 잔뜩 장전했는데,
발사를 못 하니 그 에너지가 내 몸 안에서 터져버립니다.
이때 숨이 차는 운동은 뇌에게 보내는 '상황 종료 신호'입니다.
심장이 터질 듯이 뛰고 근육을 격렬하게 사용하는 순간,
우리 몸은 원시적인 본능대로
"아! 드디어 맹수로부터 도망쳤구나!"라고 착각합니다.
그리고 운동을 멈추고 숨을 고르는 순간,
뇌는 비로소 "이제 살았다. 안전하다"라며
안도감의 호르몬을 쏟아냅니다.
운동은 단순히 체력을 키우는 게 아닙니다.
뇌 속에 켜진 빨간 비상등을 끄는 유일한 물리적 스위치입니다.

전략 2: 3초 멈춤의 기술

누군가 당신을 화나게 할 때,
초콜릿 봉지를 뜯고 싶을 때,
즉각 반응하지 마세요.
딱 3초만 멈추세요.
깊게 숨을 한 번 들이마시세요.
이 짧은 틈이 교감신경의 폭주를 막고

전전두엽(이성적 판단 영역)에 시간을 줍니다.

구체적인 방법은

코로 4초 들이마시고 → 2초 멈추고 → 입으로 6초 내쉬세요.

이 '4-2-6 호흡'을 3번만 반복해도

심박수가 눈에 띄게 떨어집니다.

화를 참는 게 아니라 뇌에게 선택권을 주는 것입니다.

전략 3: 매일 10분, 뇌 비우기

하루 중 딱 10분,

아무 생각 없이 몸의 감각에만 집중하는 시간을 만드세요.

명상이라는 거창한 이름을 붙일 필요 없습니다.

그냥 앉아서 호흡에 집중하거나,

천천히 걸으며 발바닥의 감각을 느끼세요.

10분 마음챙김만으로도 편도체(불안 중추)의 활성이 줄고,

전전두엽의 기능이 회복됩니다.

매일 하면 2주 안에 불안 수준이 눈에 띄게 감소합니다.

전략 4: 수면 의식(Sleep Ritual) 만들기

잠들기 1시간 전부터 뇌에게

'이제 쉴 시간'이라는 신호를 보내세요.
조명을 어둡게 하고, 스마트폰을 멀리하고,
미지근한 물로 샤워하세요.
같은 시간에 같은 순서로 하는 것이 중요합니다.
뇌는 패턴을 학습해서 자동으로 부교감신경을 켭니다.
오후 9시 이후 카페인 금지 → 10시 조명 어둡게 → 10시 30분 샤워 → 10시 45분 스트레칭 → 11시 취침.
2주만 지켜도 수면의 질이 달라집니다.

전략 5: 스트레스 일기 쓰기

스트레스를 받은 순간을 기록하세요.
단, 감정을 토로하는 게 아니라 관찰하는 겁니다.
'언제, 어디서, 무엇 때문에, 내 몸은 어떻게 반응했나?'
3일만 기록해도 패턴이 보입니다.
당신을 자극하는 트리거가 무엇인지 알면
미리 대응할 수 있습니다.

전략 6: '노(NO)'라고 말하는 연습

당신의 심장은 1톤 트럭입니다.

2톤짜리 짐을 억지로 실으면 망가집니다.
할 수 없는 일에 '노'라고 말하는 건
이기심이 아니라 자기 보호입니다.
한 번에 하나씩만 하세요.
멀티태스킹은 뇌를 지치게 하고 코르티솔을 폭발시킵니다.

전략 7: 자연과 접촉하기

주말에 한 번이라도 나무가 있는 곳으로 가세요.
산책도 좋고 그냥 앉아 있기만 해도 좋습니다.
자연 속에서 20분만 있어도
코르티솔 수치가 눈에 띄게 떨어진다는 연구 결과가 있습니다.
자연은 뇌의 교감신경을 끄는 천연 치료제입니다.

시작은 하나면 충분하다

7가지 전략을 모두 한꺼번에 하려고 하지 마세요.
딱 하나만 고르세요.
가장 쉬운 것부터 시작하세요.
그것이 습관이 되면 자연스럽게 나머지도 따라옵니다.
중요한 건 완벽함이 아니라 지속입니다.

오늘의 심장 메모: 오늘 하나, 내일 하나

오늘 머릿속이 복잡하고 가슴이 답답하다면,
생각을 멈추고 몸을 움직이십시오.
빠르게 계단을 오르거나,
숨이 찰 때까지 걸으십시오.
거친 호흡과 함께 몸속의 독소가 빠져나가고,
당신의 심장은 다시 평온을 찾을 것입니다.
완벽한 스트레스 관리는 없습니다.
다만 매일 조금씩 나아지는 심장이 있을 뿐입니다.

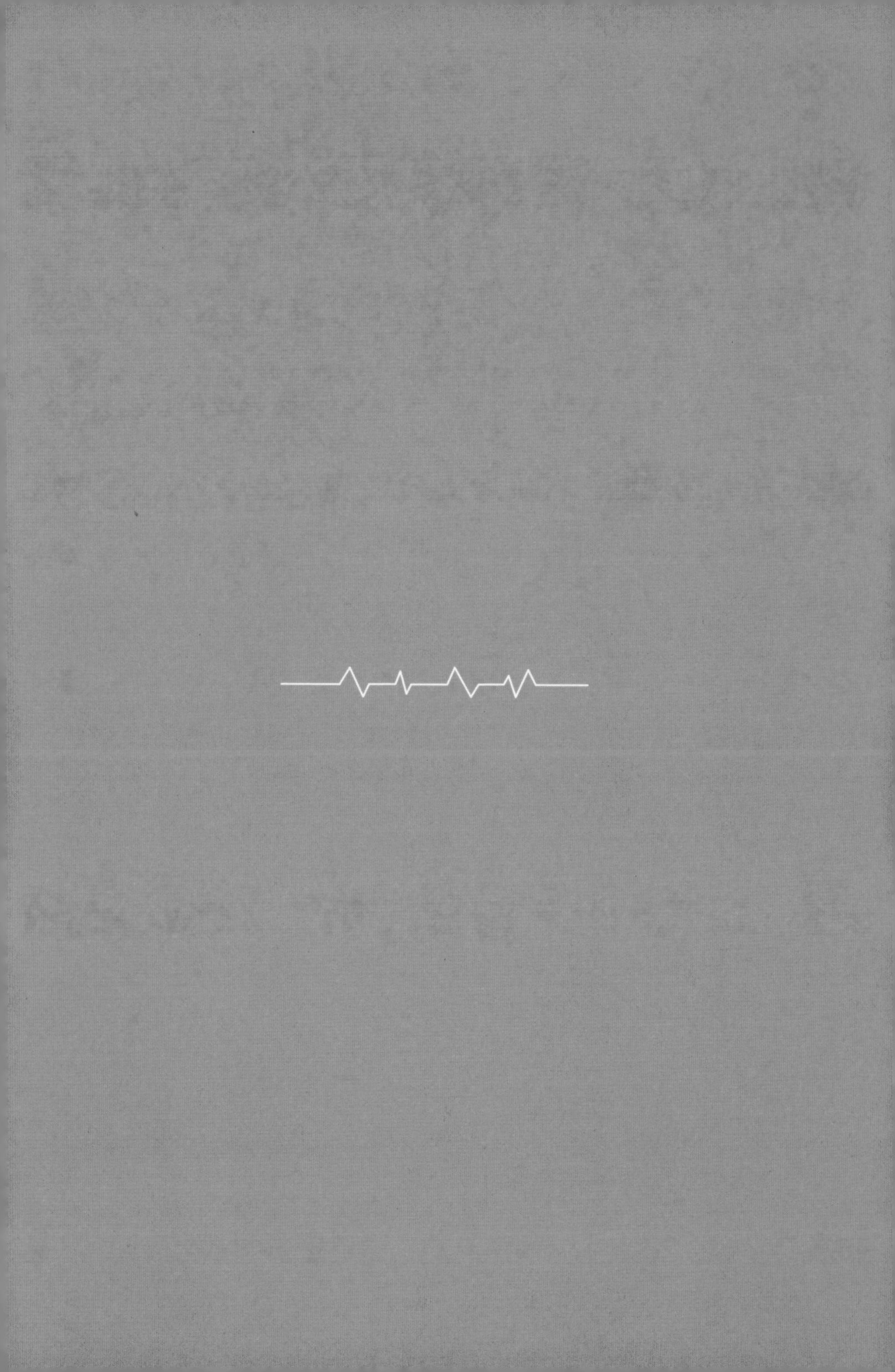

Part 8

심장력을 평생 유지하는 삶의 설계

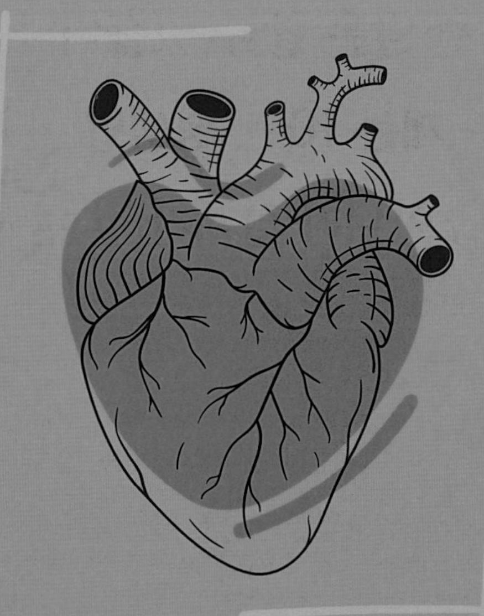

심장을 깨우고,

마음의 적을 물리치고,

연료를 채우고,

스트레스를 관리했습니다.

하지만 가장 어려운 것은 '지속'입니다.

한 달은 할 수 있습니다.

문제는 10년, 평생입니다.

의지가 아니라 설계가 필요합니다.

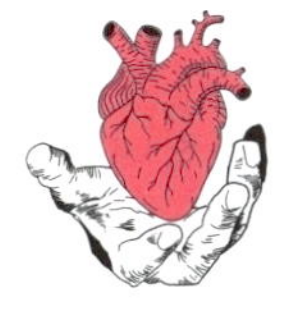

몸이 바뀌면 마음이 바뀐다: 우울은 몸의 구조 신호

"선생님, 우울해서 아무것도 하기 싫어요. 몸이 안 움직여져요."

환자분들에게 이 말을 들을 때마다 속으로 이렇게 정리합니다.
"우울해서 몸이 멈춘 게 아니라, 몸이 멈춰서 우울해진 상태구나."
우울은 흔히 마음의 병,
감정의 문제로만 이야기됩니다.
하지만 임상에서 보면 그렇게 단순하지 않습니다.
에너지가 떨어지고,
혈액이 잘 돌지 않고,
몸 전체의 리듬이 느려졌을 때
가장 먼저 나타나는 신호 중 하나가 바로 우울감입니다.

배가 아프면 속이 불편하듯,
몸이 지치면 마음이 먼저 어두워집니다.
특별한 이상이 있어서가 아니라,
몸이 "지금 너무 멈춰 있다"고 알려주는 방식일 뿐입니다.

마음은 몸에서 만들어진다

심장이 힘을 내서 피를 잘 보내주고,
뇌가 충분한 산소와 영양을 받을 때
사람의 생각은 훨씬 단순해집니다.
괜히 불안해지지 않고,
사소한 일에 무너지지도 않습니다.
반대로 심장이 지치고 혈류가 느려지면,
머리는 금방 복잡해지고
마음은 이유 없이 가라앉습니다.
그럴 때 뇌가 보내는 신호가 바로 불안, 무기력, 우울입니다.
그래서 저는 "마음을 고쳐야 합니다"라는 말을 거의 하지 않습니다.
몸의 상태가 바뀌면,
마음은 설명하지 않아도 따라옵니다.
이건 의지의 문제가 아니라,
몸의 작동 방식에 더 가깝습니다.

움직임이 감정을 깨운다

가만히 멈춰 있는 상태에서는
어떤 감정도 스스로 살아나기 어렵습니다.
그래서 우울한 분들께
"기분이 나아지면 움직이세요"라고 말하지 않습니다.
그 반대로 이야기합니다.
"움직이면, 기분은 뒤따라옵니다."
거창할 필요도 없습니다.
운동화를 신고 10분만 걸어도 충분합니다.
몸이 움직이기 시작하면 근육이 반응하고,
그 자극이 뇌로 올라갑니다.
그 과정에서 도파민, 세로토닌 같은 신경 전달물질이
자연스럽게 분비됩니다.
약처럼 갑작스럽지는 않지만,
대신 몸을 해치지 않고 오래 갑니다.
저는 이걸 가장 안전한 항우울제라고 생각합니다.

지루해지는 시점이 진짜 시작이다

운동을 시작한 지 며칠 지나면 대부분 이런 말을 합니다.
"원장님, 솔직히 재미도 없고, 뭐가 달라진 건지 모르겠어요."

그때 저는 오히려 안심합니다.

지루해졌다는 건,

몸이 적응을 시작했다는 뜻이기 때문입니다.

눈에 띄는 변화는 없지만,

안에서는 혈관이 조금씩 열리고, 호흡이 깊어지고,

심장이 이전보다 덜 버거워집니다.

계단이 아주 조금 덜 힘들어졌다면,

그걸로 충분합니다.

몸은 늘 이렇게 조용하게 회복됩니다.

마음을 붙잡으려 애쓰지 말고,

몸의 질서를 먼저 세우세요.

불안한 마음을 생각으로 다스리려 하면 오히려 더 꼬입니다.

같은 시간에 자고,

같은 시간에 먹고,

같은 시간에 걷는 것.

이 단순한 반복만으로도 자율신경은 서서히 안정됩니다.

몸이 하루의 리듬을 다시 찾으면,

마음은 굳이 설득하지 않아도 따라옵니다.

오늘의 심장 메모: 지루함을 넘기는 연습

오늘 움직임이 재미없어도 괜찮습니다.

몸은 특별한 자극이 아니라,

반복되는 평범함 속에서 안정을 되찾습니다.

오늘의 그 10분이,

내일의 마음을 조금 덜 무겁게 만들어 줄 겁니다.

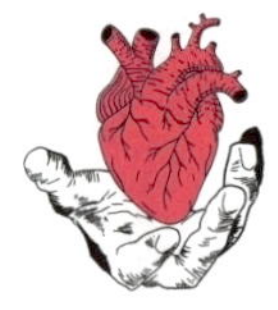

삶의 정렬을 먼저 세우는 사람이 끝까지 간다

체력을 이야기하면 많은 분들이 근육의 크기나
폐활량부터 떠올립니다.
얼마나 오래 뛰는지,
얼마나 무거운 것을 드는지가
체력의 기준처럼 여겨지기도 합니다.
하지만 진료실에서 오랫동안 사람들을 지켜보다 보면,
끝까지 버티는 사람들은
조금 다른 공통점을 가지고 있다는 걸 알게 됩니다.
진짜 체력은 힘의 문제가 아니라,
생활이 얼마나 정돈돼 있는가에서 나온다는 점입니다.

하루의 리듬이 계속 흔들리는 사람은
운동을 아무리 열심히 해도 늘 피곤해 보이고,
반대로 운동량이 많지 않아도 생활이 일정한 사람은
하루를 비교적 가볍게 보냅니다.
이 차이는 생각보다 큽니다.

체력은 리듬이다

심장은 아주 성실한 장기입니다.
매일 반복되는 패턴을 기대하고,
그에 맞춰 스스로를 준비합니다.
어제는 저녁을 7시에 먹고 오늘은 새벽 2시에 먹고,
잠드는 시간도 들쭉날쭉한 생활이 이어지면
심장은 늘 긴장한 상태에 놓입니다.
언제 다시 움직여야 할지,
언제 쉬어야 할지 알 수 없기 때문입니다.
반대로 매일 비슷한 시간에 자고 일어나고,
일정한 시간에 식사를 하면 심장은 미리 압니다.
'이제는 쉬어도 되겠구나, 이제는 힘을 써야겠구나' 하고 말입니다.
이렇게 예측이 가능해지면
심장은 같은 에너지로도 훨씬 효율적으로 움직이게 되고,

그 차이가 곧 지치지 않는 체력으로 이어집니다.

정렬이 무너지면 심장도 무너진다

생활이 바빠질수록 가장 먼저 무너지는 것은
식사와 수면입니다.
끼니를 거르고,
밤늦게까지 깨어 있고,
아침은 대충 넘기는 생활이 반복되면
몸은 늘 대비 상태에 놓이게 됩니다.
혈압이 들쭉날쭉해지고,
맥박은 일정함을 잃고,
자율신경은 쉴 틈이 없어집니다.
몸은 생각보다 단순합니다.
예측 가능한 하루를 가장 편안해합니다.
아침에 햇빛을 보고,
정해진 시간에 밥을 먹고,
비슷한 시간에 잠자리에 드는 이 소박한 질서가
심장에게는 가장 확실한 휴식이 됩니다.

혼돈을 잠재우는 유일한 방법

너무 피곤하고 머릿속이 복잡해
에너지가 바닥난 느낌이 들 때,
사람들은 새로운 영양제나 방법을 찾으려 합니다.
하지만 그 전에 한 번쯤은 점검해 볼 필요가 있습니다.
하루가 지나치게 들쭉날쭉하지 않은지 말입니다.
오늘 하루를 일정하게 보내는 능력은 거창한 목표가 아닙니다.
하지만 이 사소한 능력이 쌓이면
심장은 훨씬 단단해집니다.
질서가 먼저 잡히면,
에너지는 억지로 끌어올리지 않아도
조금씩 다시 차오르기 시작합니다.

오늘의 심장 메모: 루틴의 힘

루틴은 나를 묶는 규칙이 아니라,
에너지를 아껴 쓰게 해주는 장치입니다.
내일 아침, 알람에 맞춰 같은 시간에 일어나 보세요.
그 작은 정렬 하나가 하루 전체를 훨씬 편하게 만들어 줄 겁니다.
규칙적인 하루는 생각보다 큰 자유를 줍니다.

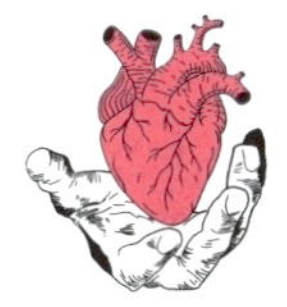

병원보다 습관이 강하다

병이 나으면 치료가 끝난 걸까요?
진료실에서는 종종 그런 기대를 느낍니다.
하지만 현실은 조금 다릅니다.
진짜 치료는 병원 문을 나서는 순간부터
시작되는 경우가 훨씬 많습니다.
병을 만들었던 생활 방식은 그대로 둔 채
약만 계속 바꿔 가며 먹는다면,
증상은 잠잠해질 수 있어도 결국 다시 돌아옵니다.
제가 현장에서 가장 많이 보는 장면이 바로 이 반복입니다.
그래서 저는 치료의 목표를

'증상이 사라지는 것'이 아니라,

'다시 아프지 않게 살아갈 수 있는 상태'로 둡니다.

치료의 끝은 관리다

병원은 급한 불을 꺼주는 소방서입니다.

병원은 분명히 필요합니다.

급한 상황에서는 약과 시술이 생명을 지켜 줍니다.

다만 거기까지입니다.

불이 꺼진 뒤의 삶까지 대신 살아줄 수는 없습니다.

심장이 다시 흔들리지 않게 만드는 힘은 약봉지 안에 있지 않고,

하루하루 반복되는 선택 속에 있습니다.

엘리베이터 대신 계단을 한 번 더 이용하는 것,

밤늦은 야식 대신 잠을 선택하는 것,

이런 사소해 보이는 선택들이 쌓여서

결국 심장의 방향을 바꿉니다.

저는 이걸 관리라고 부릅니다.

치료의 끝은 늘 관리입니다.

몸은 시스템이다

몸은 하나의 덩어리가 아니라,
여러 기능이 맞물려 돌아가는 구조입니다.
혈류, 호흡, 수면, 소화는 서로 영향을 주고받으며 움직입니다.
한쪽만 약으로 붙잡는다고 해서 전체가 안정되지는 않습니다.
그래서 저는 환자분들께 종종 이렇게 말합니다.
"저를 너무 믿지는 마세요.
대신 본인의 생활 방식을 믿어 보세요."
매일 10분이라도 걷고,
가능한 한 비슷한 시간에 잠자리에 드는 그 단순한 반복이,
어떤 유명한 치료보다도 자율신경을 안정시키는 데
도움이 되는 경우를 저는 수없이 봐왔습니다.

의지보다 강력한 뇌의 암호

사람들은 흔히 의지가 약해서
습관을 못 바꾼다고 생각합니다.
하지만 뇌는 의지보다 반복에 훨씬 민감합니다.
같은 행동이 계속 반복되면,
뇌는 그 행동을 위험한 것으로 보지 않습니다.
오히려 익숙하고 안전한 신호로 받아들입니다.

그래서 가끔 몰아서 하는 운동보다,

강도가 약하더라도 매일 하는 움직임이

심장에는 더 잘 맞습니다.

이건 대단한 결심이 아니라,

몸이 스스로 안정을 찾도록 돕는 과정에 가깝습니다.

다음 장에서 이야기할 '같은 시간에 반복하는 움직임'이

중요한 이유도 여기에 있습니다.

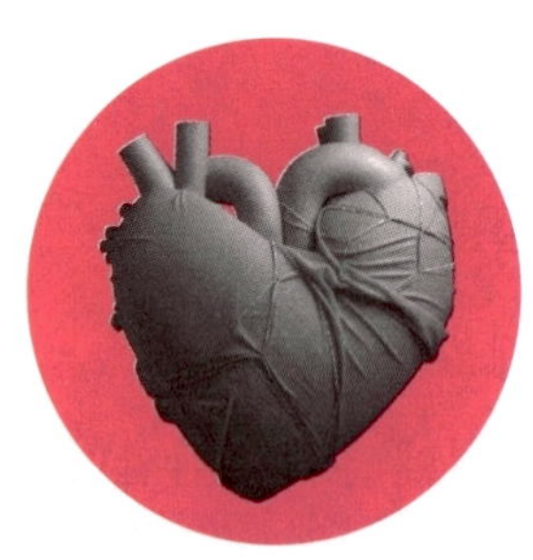

오늘의 심장 메모: 나만의 처방전

병을 고치는 힘은 병원 안에만 있지 않습니다.

약을 챙겨 먹듯,

하루의 리듬을 챙겨 보세요.

심장은 의사의 말보다 당신이 매일 반복하는 행동을

더 오래 기억합니다.

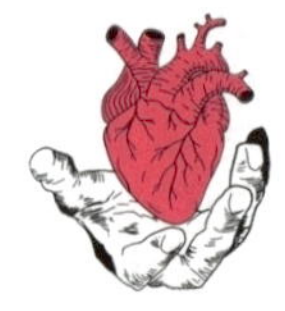

의지보다 루프(Loop)가 강하다

"운동이랑 루틴이 중요하다는 건 알겠는데요,
저는 의지가 약해서 항상 작심삼일이에요."

이런 말을 들을 때마다 저는 고개를 끄덕입니다.
그게 정상이니까요.
의지는 원래 강한 자원이 아닙니다.
하루 종일 결정을 내리고,
참고 버티다 보면 금방 바닥이 납니다.
그래서 저는 의지를 키우라고 말하지 않습니다.
대신 의지가 필요 없는 자동화된 시스템(Loop)을
만들자고 이야기합니다.

생각하지 않고 움직여라

오래 지속하는 사람들을 보면 공통점이 있습니다.
'운동해야지'라고 매번 다짐하지 않는다는 점입니다.
그냥 합니다.
아침에 눈을 뜨면 물 한 잔을 마시고,
자연스럽게 운동화를 신습니다.
이 과정에 고민이 거의 없습니다.
행동들이 하나의 흐름으로 묶여 있기 때문입니다.
생각이 끼어들 틈이 없을 때,
몸은 훨씬 쉽게 움직입니다.
저는 이걸 '루프(Loop)'라고 부릅니다.
생각의 개입을 차단하고 몸이 알아서 움직이게 만드는 것.
이것만이 의지의 한계를 뛰어넘는 유일한 방법입니다.

방향을 잃지 않는 루프의 힘

너무 많은 사람이 거창한 목표를 세우고 실패합니다.
"10kg 감량!", "마라톤 완주!"
목표는 저 멀리 있는데,
오늘 당장 무엇을 해야 할지 모르면 길을 잃습니다.
목표가 나쁜 건 아닙니다.

다만 목표는 방향만 알려줄 뿐,
실제로 나를 그곳까지 데려다주지는 않습니다.
하루하루 몸을 움직이게 만드는 건 아주 작고 반복적인 행동,
바로 루프입니다.
결국 끝까지 가는 사람은 목표를 잘 세운 사람이 아니라,
매일 같은 방향으로 한 발씩 내딛은 사람입니다.

작은 루프가 인생의 궤도를 바꾼다

루프는 거창할 필요가 없습니다.

아침 7시 기상
물 한 잔 마시기
7분 계단 오르기

이런 사소한 반복이 쌓이면 몸은 안정감을 느끼기 시작합니다.
오늘 기분이 좋든 나쁘든 상관없이 몸이 움직이게 되는 상태,
저는 이걸 진짜 체력이라고 생각합니다.
심장은 이런 예측 가능한 리듬 속에서 가장 편안해집니다.

긍정적인 회로를 설계하라

사실 우리는 이미 수많은 루프 속에서 살고 있습니다.
눈 뜨자마자 스마트폰을 보는 것,
스트레스를 받으면 단것을 찾는 것,
피곤하면 미루는 것처럼 말입니다.
문제는 이런 루프 대부분이 심장을 지치게 한다는 점입니다.
그렇다고 다 바꿀 필요는 없습니다.
물꼬를 아주 조금만 틀어도 됩니다.
출근길에 한 정거장 먼저 내려 걷는 시간을
심장을 위한 시간으로 정해보는 것,
엘리베이터를 기다리는 동안
발뒤꿈치를 몇 번 들어 올리는 것처럼
의미를 바꿔 반복하면,
몸은 그것을 회복의 신호로 받아들입니다.

단순해야 지속한다

루프는 단순해야 오래 갑니다.
새해 첫날 거창하게 계획을 세우는 것보다,
너무 사소해서 실패할 수 없는 행동이 훨씬 강력합니다.

아침에 눈 뜨면 기지개 켜기

양치하면서 스쿼트 10개

잠들기 전 호흡 3번

이런 작은 행동들이 쌓여 결국 큰 변화를 만듭니다..

미루지 말고 설계하라

미루는 사람은 늘 결심을 하고,

실행하는 사람은 미리 구조를 만들어 둡니다.

아침에 운동을 하고 싶다면

전날 밤에 운동복을 눈에 보이는 곳에 두는 것,

일찍 자고 싶다면 조명이 자동으로 꺼지게 설정하는 것처럼

환경을 먼저 바꾸는 겁니다.

의지를 믿기보다,

환경과 흐름을 믿어 보세요.

잘 짜인 루프 안에서 심장은 굳이 애쓰지 않아도

자연스럽게 건강해집니다.

오늘의 심장 메모: 의지를 쓰지 않는 연습

"나는 의지가 약하다"는 말로 스스로를 탓하지 않아도 됩니다.

의지는 원래 오래 못 갑니다.

대신 생각하지 않아도 움직이게 만드는

작은 루프 하나만 만들어 보세요.

심장은 결심보다 반복을 훨씬 잘 기억합니다.

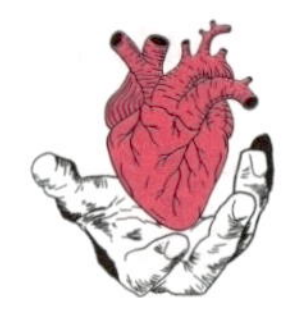

완벽주의를 버려야 심장이 산다

진료실에서 이런 말을 정말 자주 듣습니다.

"오늘은 운동을 못 했어요. 식단도 망쳤고요.
저는 역시 안 되나 봐요."

건강해지려고 시작한 일이 어느새 부담이 되고,
그 부담이 다시 심장을 조여 오는 순간입니다.
저는 그럴 때마다 이렇게 생각합니다.
이분이 게을러서가 아니라,
너무 잘하려고 애쓰고 있구나 하고요.
이것이 완벽주의의 함정입니다.

완벽함은 독(毒)이다

완벽주의는 겉으로 보기엔 성실함 같지만,
몸에는 꽤 큰 부담이 됩니다.
스스로에게 늘 "이 정도로는 부족해",
"하나라도 틀리면 실패야"라고 말하는 순간,
몸은 쉬지 못합니다.
긴장 상태가 계속 이어지고, 마음은 조급해지고,
심장은 쉴 틈을 잃습니다.
몸은 원래 규칙을 좋아하지만,
숨이 막힐 만큼 빡빡한 규칙은 버거워합니다.
조금의 여유도 허락하지 않는 상태에서는
심장이 단 한 박자도 편해지기 어렵습니다.

완벽함보다 '지속 가능함'을 선택하라

건강은 시험이 아닙니다.
백 점을 맞아야 통과하는 과제가 아닙니다.
중요한 건 완벽함이 아니라,
내일도 다시 할 수 있는 상태입니다.
하루 운동을 거른 날이 있어도 괜찮습니다.
다음 날 다시 걸으면 됩니다.

식단이 흐트러진 날이 있어도 괜찮습니다.
다음 끼니에서 조절하면 됩니다.
심장은 당신이 하루 실수한 장면 하나하나를 기억하지 않습니다.
대신 오랫동안 반복되어 온 전체의 흐름을 기억합니다.

뇌는 강도보다 반복을 믿는다

많은 분들이 작심삼일을 의지력 문제라고 생각합니다.
하지만 실제로는 뇌의 작동 방식을 오해한 경우가 더 많습니다.
우리는 한 번에 아주 열심히,
완벽하게 하면 몸이 기억할 거라 기대합니다.
그러나 뇌는 강도보다 반복에 훨씬 민감합니다.
어쩌다 한 번 하는 두 시간짜리 운동보다,
매일 하는 짧은 움직임을 더 중요하게 받아들입니다.
몸은 큰 이벤트보다 익숙한 신호를 더 신뢰합니다.
그러니 대단해 보이지 않아도 괜찮습니다.
매일 반복되는 그 사소한 행동이
"이건 내 일상이야"라는 신호를 몸에 남깁니다.

회복탄력성: 다시 돌아오는 힘

건강한 사람은 한 번도 흔들리지 않는 사람이 아닙니다.
흔들려도 다시 돌아오는 사람이 건강합니다.
좋은 루틴 역시 한 번도 깨지지 않는 루틴이 아니라,
깨져도 다시 이어질 수 있는 루틴입니다.
심장을 떠올려 보세요.
수축했다가 반드시 이완합니다.
긴장과 이완이 번갈아 오가며 박동을 이어갑니다.
완벽주의는 이 이완을 허락하지 않습니다.
조금 느슨해져도 괜찮습니다.
그 틈에서 심장은 숨을 쉽니다.

말에서 떨어졌다고 주저앉지 마라

습관을 만드는 과정은 말을 타는 것과 비슷합니다.
처음에는 자주 떨어집니다.
폭식을 하거나,
며칠 운동을 쉬어버리는 순간이 바로 말에서 떨어진 장면입니다.
완벽주의자는 이때 주저앉아 자책합니다.
나는 역시 안 돼, 자격이 없어 하면서 말 타기를 포기합니다.
하지만 오래 가는 사람들은 다릅니다.

떨어지는 걸 실패로 여기지 않습니다.
툭 털고, 아무 일 없었다는 듯 다시 올라탑니다.
중요한 건 떨어졌느냐가 아니라,
얼마나 빨리 다시 올라타느냐입니다.
다시 올라타는 경험이 쌓일수록,
몸은 실수보다 회복을 더 강하게 기억합니다.

꾸준함은 의지가 아니라 '설계'다

꾸준함은 타고난 의지에서 나오지 않습니다.
고민하지 않아도 하게 만드는 구조에서 나옵니다.
운동복을 눈에 보이는 곳에 두고,
잠들 시간을 미리 정해두고,
하루의 흐름을 단순하게 만들어 두는 것.
이런 작은 설계가 몸을 먼저 움직이게 합니다.
생각할 틈을 주지 않을 때,
오히려 오래 갑니다.

삶은 언제든 흔들릴 수 있습니다.
예기치 않은 일로 루틴이 깨지는 날도 반드시 옵니다.
하지만 돌아갈 자리가 있는 사람은 금방 중심을 찾습니다.

루틴은 우리 삶의 기준점입니다.

심장의 박동처럼,

끊어지지 않고 이어지는 나만의 리듬을 만들어 보세요.

완벽하지 않아도 괜찮습니다.

이어지고 있기만 하면 됩니다.

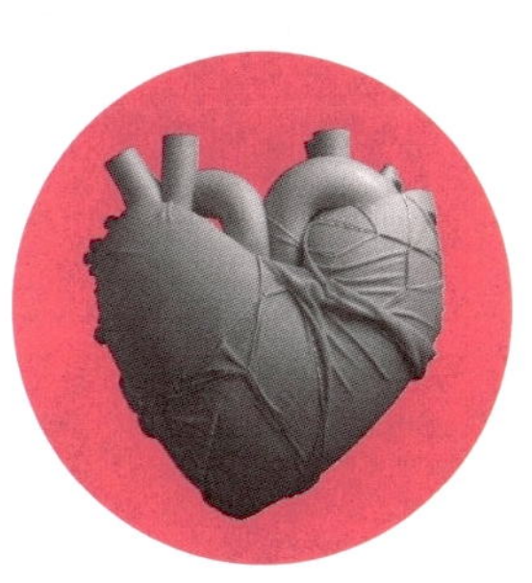

✎ 오늘의 심장 메모: 틈을 허락하기

완벽하게 하려고 애쓰지 않아도 됩니다.
오늘 계획이 틀어졌다면 이렇게 말해 주세요.
"그래, 오늘은 여기까지. 내일 다시 하면 되지."
심장은 당신의 완벽함보다,
다시 돌아오는 힘을 더 오래 기억합니다.

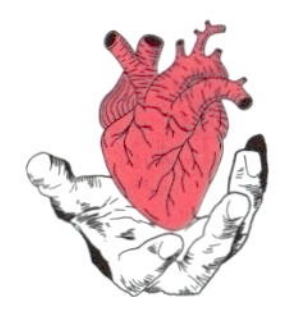

내 몸의 신호를 듣는 연습: 몸은 나를 배신하지 않는다

몸은 말을 하지 않습니다.
대신 반응으로 이야기합니다.
심장이 평소보다 빠르게 뛰거나,
숨이 얕아지거나,
어깨와 목이 이유 없이 굳어지는 순간이 그렇습니다.
이런 변화는 몸이 보내는 일종의 신호입니다.
지금 조금 무리하고 있다는 표시이기도 하고,
잠시 속도를 늦춰 달라는 요청이기도 합니다.
문제는 우리가 이 신호를 너무 쉽게 넘긴다는 데 있습니다.
'이 정도는 괜찮겠지, 다들 이만큼은 참잖아' 하면서 말입니다.

하지만 신호가 계속 무시되면,
몸은 더 분명한 방식으로 말하기 시작합니다.
통증이나 질병이라는 형태로 말입니다.

진짜 건강은 '경청'에서 시작된다

제가 만난 건강한 사람들은 공통점이 하나 있습니다.
병이 전혀 없는 사람이 아니라,
자기 몸의 상태를 비교적 잘 알아차린다는 점입니다.
피로하거나 긴장될 때,
그걸 나약함이나 게으름으로 몰아붙이지 않습니다.
'아, 지금 내 몸이 쉬고 싶어 하는구나,
지금은 조금 안정을 필요로 하는 시점이구나' 하고 받아들입니다.
이렇게 몸의 말을 듣는 순간,
증상은 싸워야 할 적이 아니라
균형을 되찾기 위한 과정으로 바뀝니다

감정은 마음이 아니라 '몸의 상태'다

감정도 마찬가지입니다.
우울하거나 괜히 짜증이 날 때,

우리는 흔히 마음이 문제라고 생각합니다.
하지만 진료를 하다 보면,
감정은 생각보다 몸의 상태와 훨씬 가까이 붙어 있습니다.
심장이 긴장해 있으면 세상이 불안하게 느껴지고,
위장이 불편하면 작은 일에도 예민해집니다.
이럴 때 "마음을 다잡아야지"라고 다짐하는 건
큰 도움이 되지 않습니다.
오히려 몸을 먼저 움직이는 편이 빠릅니다.
밖으로 나가 조금 걷고,
햇빛을 쬐고,
호흡이 깊어질 만큼만 몸을 써 보세요.
순환이 돌아오기 시작하면,
막혀 있던 감정도 자연스럽게 풀립니다.

내가 내 몸의 운전대를 잡아라

병원에 가면 우리는 의사의 지시에 몸을 맡깁니다.
그건 필요하고,
때로는 아주 안전한 선택입니다.
다만 그 과정이 길어지면,
내 몸의 주도권을 전부 밖에 맡기게 되기도 합니다.

하지만 병원 문을 나선 뒤의 일상에서는 이야기가 달라집니다.
오늘 계단을 한 번 더 오를지,
물을 한 잔 더 마실지,
잠자리에 조금 일찍 들지 결정하는 사람은 결국 나 자신입니다.
나는 아프지만,
여전히 내 삶을 움직일 수 있다는 감각,
이 통제감이 회복될 때 불안은 줄어들고
몸은 다시 안정되기 시작합니다.

불안할수록 몸으로 돌아가라

머릿속이 복잡해질수록 생각으로 해결하려 하지 말고,
몸으로 돌아오세요.
가슴에 손을 얹고 지금 심장이
얼마나 빠르게 뛰고 있는지 느껴보는 것,
숨이 어디까지 내려가고 있는지
잠시 살펴보는 것만으로도 충분합니다.
이 단순한 확인이 생각의 소용돌이에서 빠져나와,
지금 여기의 몸으로 돌아오게 도와줍니다.
몸은 늘 현재에 있고,
그래서 가장 안전한 기준이 되어 줍니다.

오늘의 심장 메모: 몸의 말에 귀 기울이기

몸은 갑자기 배신하지 않습니다.
늘 먼저 신호를 보냅니다.
오늘 하루, 불편함이나 긴장이 느껴질 때
"왜 이러지" 대신 "아, 지금 나한테 무슨 말 하고 있구나"라고
한 번만 생각해 보세요.
심장은 혼나는 걸 싫어하지만,
들어주는 건 아주 좋아합니다.

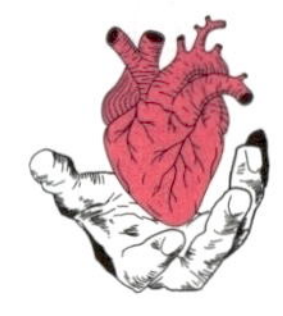

내면의 질서를 회복하라:
감정은 흘러가는 물이다

많은 분들이 감정을 어떻게든 통제하려고 애씁니다.
화가 나면 참아야 한다고 생각하고,
불안해지면 얼른 없애야 한다고 여깁니다.
하지만 진료실에서 사람들을 오래 보다 보면,
감정은 누를수록 오히려 더 커지는 경우가 많습니다.
억눌린 감정은 사라지지 않고 몸 안에 남아 있다가,
결국 심장을 먼저 지치게 합니다.

감정은 싸움의 대상이 아니라 '관찰'의 대상이다

감정은 싸워서 이겨야 할 대상이 아닙니다.
관찰의 대상에 가깝습니다.
날씨를 떠올려 보세요.
비가 오면 비를 없애려 애쓰기보다 우산을 씁니다.
감정도 마찬가지입니다.
화가 날 때, 불안해질 때
"이러면 안 되는데"라고 판단하기보다
지금 내 몸에서 어떤 반응이 일어나고 있는지를
가만히 살펴보는 편이 훨씬 도움이 됩니다.
심장이 평소보다 빨리 뛰는지,
호흡이 짧아졌는지,
목과 어깨에 힘이 들어갔는지를 알아차리는 것만으로도
몸은 서서히 진정되기 시작합니다.
신기하게도 그저 바라보는 것만으로
교감신경의 과도한 긴장은 조금씩 가라앉습니다.
이것이 내면의 질서를 회복하는 첫 단계입니다.

흘려보내면 병이 되지 않는다

감정은 흘러가야 병이 되지 않습니다.

"화내면 안 돼", "울면 안 돼"라고
스스로를 단속하는 순간,
감정은 길을 잃고 몸 안에 머뭅니다.
마치 막힌 물처럼 말입니다.
하지만 "아, 지금 화가 났구나",
"지금 마음이 많이 흔들리고 있구나" 하고
인정해 주면 감정은 더 머물 이유를 잃습니다.
그대로 흘러가 버립니다.
그 과정에서 심장의 박동도 서서히 제자리를 찾습니다.
감정 그 자체는 문제가 아닙니다.
흐르지 못하게 붙잡아 두는 것이 문제입니다.

조용한 마음이 강한 심장을 만든다

요즘은 마음이 조용해질 틈이 거의 없습니다.
뉴스, 메시지, SNS가 끊임없이
감정을 자극하고 비교하게 만듭니다.
그 속도에 맞추다 보면
심장은 하루 종일 긴장한 채로 버티게 됩니다.
진짜 강한 사람은
자극을 완전히 차단하는 사람이 아니라,

그 한가운데서도 자기만의 고요함을
잠시라도 만들어낼 수 있는 사람입니다.
하루 10분만이라도 스마트폰을 내려두고,
숨이 어디까지 내려가는지 느껴보세요.
그 짧은 고요함이 외부의 소음으로부터
심장을 보호하는 완충 역할을 합니다.

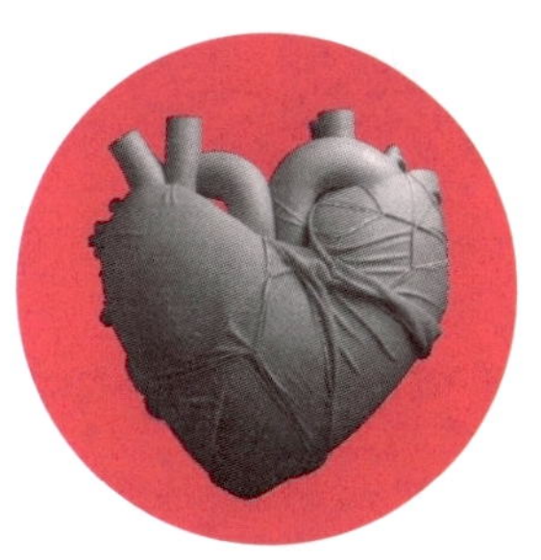

✎ 오늘의 심장 메모: 감정을 흘려보내는 연습

감정이 올라올 때 억지로 없애려 하지 말고

이렇게 말해 보세요.

“아, 지금 이런 감정이 지나가고 있구나.”

붙잡지 않아도 됩니다.

흘러가게 두세요.

심장은 싸움보다, 흘러가는 평온을 훨씬 좋아합니다.

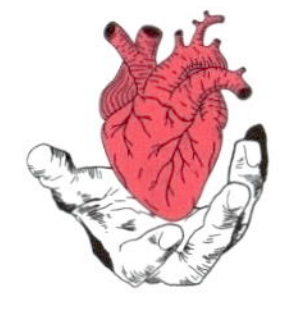

외부 평가보다
내부 동기로 살아라

몸을 관찰하기 시작하면,

삶의 기준도 조금씩 바뀌기 시작합니다.

예전에는 "운동해야 되는데",

"살 빼야 되는데" 같은 말이 먼저 떠올랐다면,

어느 순간부터는 "오늘 몸이 어땠지",

"이 정도면 괜찮았나" 같은 질문이 생깁니다.

우리는 그동안 건강을 늘 숙제처럼 관리해 왔습니다.

남들 보기에 괜찮아 보여야 하고,

뒤처지면 안 된다는 생각 때문입니다.

하지만 '해야 한다'는 압박으로 시작한 일은 오래가기 어렵습니다.

뇌는 강요받는 순간부터 본능적으로 거부 반응을 보입니다.
처음에는 의욕이 생기는 것 같아도,
곧 지치고 작심삼일로 끝나며 남는 건 패배감뿐입니다.

내가 선택할 때 비로소 지속된다

지속되는 변화는 선택에서 시작됩니다.
누가 시켜서가 아니라 내가 원해서 하는 일일 때
몸은 다르게 반응합니다.
“살 빼야 해”라고 말하는 대신
“나는 몸이 가벼울 때 걷는 게 좋다”고 말해 보세요.
“운동해야 해” 대신
“나는 심장이 힘차게 뛰는 그 느낌을 선택했다”고 표현해 보세요.
이렇게 말이 바뀌는 순간,
행동의 주인이 바뀝니다.
내가 선택했다는 감각은 뇌의 보상 회로를 자극하고,
억지로 버티는 대신 자연스럽게 다시 하게 만듭니다.
즐거움이 있어야 반복이 가능하고,
반복이 되어야 심장은 변합니다.

타인의 칭찬보다 나의 뿌듯함으로

우리는 어릴 때부터 칭찬에 익숙해져 있습니다.
잘했을 때 박수를 받고 인정받는 경험으로 자라왔습니다.
문제는 칭찬이 사라지는 순간 흔들린다는 점입니다.
누가 봐주지 않으면,
아무 의미 없는 노력처럼 느껴지기도 합니다.
이제는 방향을 조금 바꿀 필요가 있습니다.
남이 알아주지 않아도 스스로 느끼는 만족감,
오늘 내가 정한 약속을 지켰다는 감각,
어제보다 숨이 덜 찬 것 같은
사소한 변화에 주목해 보세요.
이런 내부의 뿌듯함이 쌓이면,
타인의 평가에 덜 흔들리게 됩니다.
자존감은 박수 소리에서 자라는 게 아니라,
스스로에 대한 신뢰에서 자랍니다.

내비게이션은 내 안에 있다

남의 시선에 맞춰 사는 사람은 늘 불안합니다.
기준이 내 밖에 있기 때문입니다.
반대로 내부 동기로 움직이는 사람은

길을 잠시 잃어도 크게 흔들리지 않습니다.

내 안에 방향을 가늠하는 감각이 있기 때문입니다.

심장은 타인의 박수에 맞춰 뛰지 않습니다.

언제 쉬고,

언제 속도를 낼지는

오직 몸의 리듬이 결정합니다.

삶도 마찬가지입니다.

남의 속도가 아니라,

내 리듬에 맞춰 가도 괜찮습니다.

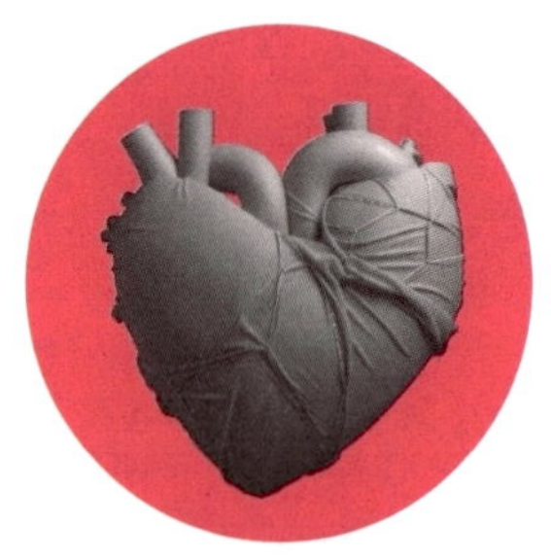

오늘의 심장 메모: 나를 위한 선택

오늘 어떤 선택 앞에서 남의 시선이 먼저 떠올랐다면,

잠시 멈추고 이렇게 물어보세요.

"이건 내가 정말 원하는 일인가."

그 답이 '그렇다'라면, 그걸로 충분합니다.

심장은 비교보다, 당신의 선택에 훨씬 더 잘 반응합니다.

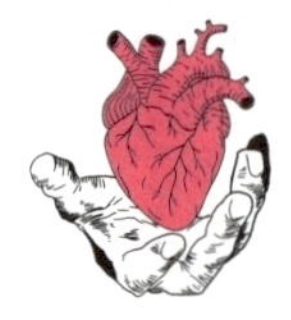

시끄러운 세상에서
조용히 단단해지는 법

요즘 세상은 정말 시끄럽습니다.
눈을 뜨자마자 울리는 알림,
끊임없이 흘러드는 뉴스,
SNS 속 타인의 화려한 장면들까지,
우리는 하루 종일 수많은 자극 속에 놓여 있습니다.
그 소음에 익숙해질수록,
정작 내 몸의 리듬이나 심장의 상태는 점점 느껴지지 않게 됩니다.
바깥의 소리에 귀를 기울일수록,
안쪽의 박자는 쉽게 흐트러집니다.

침묵은 도피가 아니라 '회복'이다

많은 분들이 가만히 있는 시간을 불안해합니다.
아무것도 하지 않으면 뒤처지는 것 같고,
괜히 초조해지기 때문입니다.
하지만 침묵은 도피가 아닙니다.
몸과 마음을 다시 정돈하는 회복의 시간에 가깝습니다.
흙탕물이 든 컵을 떠올려 보세요.
계속 흔들면 절대 맑아지지 않습니다.
잠시 내려두면, 흙은 가라앉고 물은 저절로 투명해집니다.
마음도 마찬가지입니다.
하루 중 짧은 시간이라도 자극을 멈추면,
흩어졌던 신경은 서서히 제자리를 찾고
심장의 박동도 한결 안정됩니다.

단단함은 조용함에서 자란다

진짜 단단한 사람은 목소리가 큰 사람이 아닙니다.
어떤 소음 속에서도 바로 반응하지 않고,
한 박자 쉬어 갈 수 있는 사람입니다.
누군가의 말에 즉각 휘둘리지 않고,
세상이 요동칠 때도 잠시 멈춰 숨을 고를 수 있는 힘은 조용한 시간에서 길러집니다.
외부 자극에 계속 노출된 상태에서는
이 힘이 자라기 어렵습니다.
심장은 소란 속에서 강해지기보다,
고요 속에서 회복되며 단단해집니다.

고요 속에서 나를 다시 세우는 법

이 고요함은 거창한 명상이나 특별한 수행이 아니어도 충분합니다.
하루에 몇 번, 일부러 소음을 줄이는 선택이면 됩니다.
'조용한 루틴'을 만드세요.

아침에 눈 뜨면 뉴스 대신 창밖의 하늘 보기
점심시간, 이어폰을 빼고 10분만 걷기
퇴근길, 유튜브 대신 내 발자국 소리 듣기

이런 짧은 정적이 하루 전체의 중심을 다시 잡아줍니다.
소음을 줄일수록, 나를 살리는 리듬은 더 또렷해집니다.

오늘의 심장 메모: 소음 줄이기

조용함은 특별한 재능이 아니라 연습할 수 있는 힘입니다.

오늘 하루, 단 5분만이라도 일부러 소리를 줄여 보세요.

아무것도 하지 않는 그 시간이

심장을 가장 편안하게 쉬게 합니다.

심장은 고요 속에서 가장 빠르게 회복됩니다

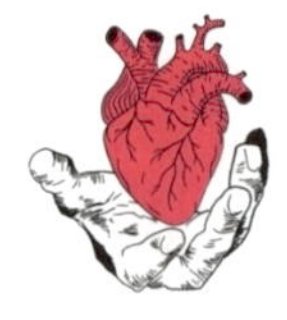

심장이 강해지면
삶도 강해진다

심장은 단순히 피를 보내는 장기가 아닙니다.
삶을 버티게 하는 중심이고,
하루를 살아내는 힘의 근원에 가깝습니다.
심장이 지쳐 있으면 작은 일에도 마음이 쉽게 흔들립니다.
말 한마디에 상처를 받고,
사소한 변화에도 불안해집니다.
반대로 심장이 어느 정도 힘을 회복하면,
상황이 조금 거칠어져도 중심을 잃지 않습니다.
삶의 주도권은 생각보다 머리가 아니라,
몸 깊은 곳에서부터 만들어집니다.

진짜 변화는 몸에서 시작된다

삶을 바꾸고 싶다고 말하는 분들을 많이 만났습니다.
하지만 대부분은 생각에서만 머뭅니다.
마음을 다잡아 보려고 하고,
결심을 세워 보지만 현실은 크게 달라지지 않습니다.
이유는 단순합니다.
삶의 변화는 생각이 아니라 몸에서 시작되기 때문입니다.
몸이 달라지면 반응이 달라지고,
반응이 달라지면 태도가 바뀝니다.
심박이 조금 안정되고, 숨이 깊어지고,
혈류가 부드러워지면 사람은 자연스럽게 차분해집니다.
마음이 약해서 흔들리는 게 아니라,
심장이 너무 지쳐 있었던 경우가 많습니다.
그래서 저는 마음을 탓하기보다,
몸을 먼저 일으켜 세워 보자고 권합니다.
심장을 회복시키는 일은
결국 무너졌던 삶의 기반을 다시 세우는 일과 다르지 않습니다.

심장의 힘이 삶의 품격이 된다

나이가 들수록 멋있어 보이는 사람은 어떤 사람일까요.

돈이나 지위보다, 저는 여유가 있는 사람이라고 생각합니다.
급하게 반응하지 않고,
타인의 말에 쉽게 휘둘리지 않으며,
누군가를 품어줄 수 있는 힘이 남아 있는 사람 말입니다.
그 여유는 마음가짐만으로 생기지 않습니다.
몸 안에 남아 있는 에너지,
다시 말해 심장의 상태와 깊이 연결돼 있습니다.
심장이 튼튼한 사람은 삶을 대하는 태도도
자연스럽게 부드러워집니다.
그 안정된 리듬이 삶의 품격을 만듭니다.

우아한 노년은 심장이 만든다

우리는 모두 나이를 먹습니다.
다만 나이를 먹는 방식은 사람마다 다릅니다.
어떤 사람은 나이가 들수록 표정이 편안해지고,
주변을 따뜻하게 만듭니다.
반대로 어떤 사람은 사소한 일에도 예민해지고,
마음의 문을 닫아버립니다.
흔히 성격이 변했다고 말하지만,
진료 현장에서 보면 심장이 지쳐

에너지가 고갈된 경우가 적지 않습니다.

인색해진 게 아니라,

나눌 여력이 없는 상태인 겁니다.

그래서 진짜 어른의 품격은

마음 수양만으로 완성되지 않습니다.

그 마음을 받쳐 줄 체력,

특히 심장의 힘이 있어야 합니다.

많은 사람이 노화를 늦추기 위해 애를 씁니다.

주름을 펴고, 흰머리를 감추며

시간을 거슬러 보려 합니다.

하지만 진짜 젊음은 피부가 아니라

눈빛과 걸음에서 드러납니다.

심장이 지쳐 어깨가 굽고 발걸음이 무거우면,

아무리 겉모습을 꾸며도 생기가 느껴지기 어렵습니다.

반대로 주름이 깊어도 심장이 힘차게 뛰는 사람은

늙어 보이지 않습니다.

그 안에는 세월을 견뎌온 단단함과

삶을 받아들이는 여유가 함께 흐릅니다.

우리가 말하는 우아함은 바로 그런 상태에 가깝습니다.

우아한 노년은 젊음을 붙잡으려 애쓰는 데서 오지 않습니다.

나이 듦을 받아들일 수 있는 체력에서 나옵니다.
심장을 단련하세요.
심장에 에너지가 차 있으면,
노화는 쇠퇴가 아니라 익어감이 됩니다.
그 넉넉한 에너지가 당신의 시간을 초라하지 않게,
오히려 가장 품위 있게 지켜줄 것입니다.

저의 마지막 당부

심장의 힘은 하루아침에 만들어지지 않습니다.
매일 걷고, 매일 자고, 매일 숨 쉬는
아주 평범한 루틴들이 쌓여 만들어집니다.
지금 심장이 약하다고 느껴진다면,
그 사실에 좌절하지 않아도 됩니다.
오늘 걷는 한 걸음,
오늘 마시는 물 한 잔이
이미 심장을 다시 살리고 있습니다.
심장이 조금씩 강해지면,
삶도 반드시 함께 단단해집니다.
이제 남의 속도가 아니라,
당신만의 리듬으로 살아가셔도 됩니다.

오늘의 심장 메모: 당신의 리듬을 믿으세요

오늘도 가슴에 손을 얹고 잠시 느껴보세요.
쿵, 쿵, 쿵. 멈추지 않고 당신을 위해 뛰고 있는
심장의 박동이 들릴 겁니다.
그 리듬 안에 이미 다시 살아갈 힘이 들어 있습니다.
강한 삶은 멀리 있지 않습니다.
당신 안에서, 지금도 자라고 있습니다.

심장력

초판 1쇄 발행일 2026년 2월 27일

지은이 이승후
펴낸이 유성권
편집장 이재선
기 획 유지인
기획 자문 박지연
마케팅 김호철, 최성규, 김진형, 정명한, 김모란, 노예련
한태수, 임예설, 김지현, 박수경, 윤정아
판 형 150*210 mm

펴낸곳 범문에듀케이션
출판등록 2011년 1월 3일 제 2011-000001호
주소 서울시 양천구 목동서로 211 범문빌딩 (우 07995)
전화 02)2654-5131 팩스 02)2652-1500
홈페이지 www.medicalplus.co.kr

ISBN 979-11-5943-549-2 (03510)